Maîtriser le Kuji-In
Le Pouvoir de Manifestation

par
François Lépine

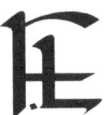

Éditions F.Lepine
http://www.kujiin.com

© François Lépine, 2008
Traduit de l'anglais par Simon Lacouline
ISBN: 978-0-9783194-8-9

Table des matières

La Source de la Sagesse et du Pouvoir 7
L'Attitude Mentale Sacrée 11
L'Esprit. 13
Technique Contemplative 15
Respiration et Conscience 17
L'Égo Humain 19
Joindre les Mains et les Doigts 21
Du Sanskrit au Japonais, puis de retour au Sanskrit 27
Lumière et Diamants - Qu'est-ce qu'un Vajra 31
Ramenez toujours à vous-même 33

RIN. 35
Conscience de RIN 35
Technique de RIN 36

KYO. 43
Conscience de KYO 43
Technique de KYO 49

TOH. 53
Conscience de TOH 53
Technique de TOH 55

Émotions Humaines, Égo Humain 59

SHA	61
Conscience de SHA	61
Technique de SHA	65
Guérison et Rectification	69
KAI	75
Conscience de KAI	75
Technique de KAI	78
Méditation Kuji-In	81
JIN	83
Conscience de JIN	83
Technique de JIN	85
Révélation	89
Retsu	91
Conscience de Retsu	91
Technique de Retsu	93
ZAI	97
Conscience de ZAI	97
Technique de ZAI	100
ZEN	103
Conscience de ZEN	103
Technique de ZEN	104
Conclusion	107
Là où commence le chemin	107

La Source de la Sagesse et du Pouvoir

La technique des « Neuf Sceaux » n'a pas contribué à créer la sagesse qui découle de son application, mais plutôt l'inverse. La sagesse ancienne des hindous et des bouddhistes a permis de formuler le Kuji-In au fil des millénaires. Cette sagesse fut observée et mena éventuellement à la pratique des rituels qui résument cette connaissance, donnant naissance à la technique que nous connaissons en tant que Kuji-In. Depuis, l'application de la technique contribue à la réintégration de la connaissance sacrée qui a originalement aidé à sa création, alors que la sagesse se fraye un chemin jusque dans la conscience de l'étudiant qui pratique le rituel.

Par la suite, la délicate origine de ce système de connaissances qui compose le Kuji-In fut perdue, et pour plusieurs adeptes, seule la pratique des rituels demeura. Pourtant, la simple application technique des rituels ne suffit pas à redonner à l'art du Kuji-In toute sa beauté ni sa puissance. L'efficacité des mudras finira par produire son impact, avec le temps. Il en est de même pour les mantras et l'imagerie mentale. Le système complet des « Neuf Sceaux » ne fut pourtant pas conçu pour produire des effets « avec le temps », mais bien de manière rapide et efficace. Alors que les aspects physiques et mentaux de la technique sont faciles à mémoriser et à mettre en pratique, le véritable secret repose dans la contemplation de la sagesse, qui est également une partie importante de tout le procédé.

En appliquant les rituels tout en cherchant également la connaissance qui a mené à leur création, le processus de Kuji-In devient alors complet et favorise ainsi l'expansion de la conscience la plus puissante et la plus efficace. Sans élément physique, l'effet ne se manifesterait pas aussi rapidement. Sans l'élément mental, l'effet ne serait pas perceptible de manière aussi efficace par notre conscience.

Chaque aspect de cette technique fut perfectionné avec soin de manière à développer l'être dans sa totalité à chacun des niveaux s'adressant à notre expérience consciente de la vie. Chacun des neuf niveaux du Kuji-In produit ses effets sur une partie entière de notre existence. Pour chacun de ces niveaux, le mudra fut sélectionné avec soin, le mantra est le résultat d'une longue réflexion, les styles et attitudes d'imagerie mentale furent minutieusement élaborés, le tout de manière à faire ressortir la sagesse originale qui se devait d'être éveillée chez le nouvel étudiant.

Changer la vie de quelqu'un est souvent remis en question par l'hésitation, le doute et la peur de l'inconnu. Il s'agit d'un sentier infini sur lequel vous cherchez activement à en apprendre davantage, acquérant des connaissances nouvelles chaque jour tout en conservant une attitude innocente et naïve, en portant attention à toute nouvelle réaction que vous ressentez en vous, en demeurant suffisamment humble pour admettre que ce sont les vôtres.

Afin de vous développer vous-même, appliquer la technique du rituel de Kuji-In adéquate ne suffira pas. Avec beaucoup de pratique, vous remarquerez que votre attitude évolue, change, mais en changeant votre attitude de manière volontaire vous verrez votre existence entière changer.

Le Kuji-In fut créé avec comme seul objectif de transformer rapidement nos vies pour le meilleur, pour améliorer nos capacités, peu importe ce que nous faisons, et pour ouvrir nos horizons à des expériences auxquelles nous n'aurions jamais osé rêver. Soyez respectueux envers la technique tel que cela vous a été montré et adoptez une attitude mentale sacrée pour chacune des pratiques; les résultats seront efficaces au début, profonds au fil de votre progression, et extraordinaires en temps et lieux.

L'Attitude Mentale Sacrée

L'objectif du développement et de la transformation de soi est de trouver votre Esprit en vous, pas nécessairement de prier un Dieu extérieur. En fait, vous n'avez même pas à définir Dieu. Vous pouvez pratiquer le Kuji-In et adapter la spiritualité des enseignements à votre propre définition d'une force absolue de l'univers, peu importe la forme qu'elle revêt pour vous. Votre Esprit est votre propre Divinité, votre première enveloppe primant sur la vérité absolue de la source absolue de toute création, peu importe le nom que vous voudrez bien lui donner.

Par l'introspection, même en vaquant à vos petites occupations quotidiennes ne correspondant à aucune croyance religieuse, vous prenez contact avec une partie de vous plus évoluée, à partir de l'intérieur, qui est parfaite. L'attitude sacrée est très différente de la croyance aveugle en un dogme donné. En récitant tout simplement une petite prière, même à votre propre Esprit, sans prononcer le nom de Dieu ni invoquer quelque nom que ce soit, vous adoptez en fait cette attitude sacrée. Le simple fait de prendre quelques secondes pour l'affirmer à voix haute, et en pratiquant le Kuji-In pour le développement de votre Esprit, place en fait votre mental dans cette attitude sacrée.

Il serait arrogant de dire que vous n'avez pas besoin de prière ou d'affirmation spirituelle, que le Kuji-In vous rendra puissant sans l'aide de votre Esprit. Cette manière de penser est idiote, en plus d'être une contradiction en soi. En lisant ces lignes, vous prenez contact avec ce que vous êtes réellement en vous, cette chose qui est parfaite. La croyance en un Dieu extérieur à vous n'est pas un pré requis. Un Dieu extérieur est une chose requise par la religion. Le Kuji-In n'est pas à propos d'une religion, mais à propos de vous. Sachez que le Kuji-In est inutile sans interaction avec votre Esprit. Prenez le temps d'affirmer physiquement que vous prenez un temps privilégié pour vous afin d'invoquer la présence de votre Esprit interne et vous serez sur la bonne voie. Je dirais même que l'objectif de la maîtrise du Kuji-In est d'appeler en vous la puissance de votre Esprit afin qu'il puisse se projeter vers l'extérieur dans votre expérience physique, manifestant ainsi les événements surnaturels et développant de nouvelles capacités de perception.

Par exemple, vous pourriez vous dire : «J'entre à l'instant dans un état d'esprit sacré afin d'avoir une relation privilégiée avec mon Esprit.» Prenez ensuite une profonde respiration et soyez attentif à la manière dont vous vous sentez, même si vous ne sentez rien en particulier. Être attentif provoquera la communion, ne serait-ce qu'une communion silencieuse et douce.

Cette petite affirmation serait suffisante afin de vous mettre dans cet état d'attitude sacré. Ensuite, ceux qui souhaitent combiner leur expérience spirituelle personnelle avec leur relation avec le Dieu auquel ils croient sont invités à le faire.

La principale raison pour laquelle certaines personnes suivent un sentier spirituel dans une religion ou avec un maître spirituel est qu'ils sont sans cesse encouragés à aller plus loin, au-delà de leurs limites et de leurs peurs qui nuisent à leur progrès. Être face à soi-même alors que vous êtes en vérité requiert une certaine dose d'encouragement extérieur ou àa tout le moins de courage.

L'Esprit

L'application avec persévérance de la technique du Kuji-In recréera graduellement le lien que vous avez avec votre propre Esprit. Il crée un chemin pour vous en tant qu'Esprit, pour qu'il puisse entrer et sortir de l'humain. En étant attentif à cette présence silencieuse en vous, vous sentirez éventuellement que quelqu'un s'y trouve, quelqu'un que vous savez être vous, mais qui n'est pas la personne que vous connaissez maintenant. Il ne s'agit pas d'une entité humaine, ni d'une personne telle que celles avec qui vous êtes régulièrement en contact. Cette personne est de nature plus évoluée, complètement silencieuse et entièrement présente, un peu comme si vous vous regardiez de l'intérieur.

À travers notre expérience humaine, nous nous sommes conditionnés au moyen de croyances, et nous avons adopté tout un système de définitions auquel nous pouvons nous référer afin de nous identifier tel que nous sommes. Nous construisons notre propre identité humaine. L'Esprit n'a rien à voir avec ce conditionnement et cette identification. Il est dénué de toute définition, libre de limites intellectuelles puisqu'il existe bien au-delà de notre mental humain. Il vit et pense selon un code que nous ne connaissons pas encore en tant qu'humain. Pour un être humain, l'Esprit est ressenti telle une présence, un peu comme une force extérieure, mais ressenti de l'intérieur.

Cette présence n'est pas vous en tant qu'humain, avec ses traits de personnalités, son caractère et son identité. Cette présence, c'est vous en tant qu'Esprit. Au début, il peut même vous sembler être quelqu'un d'autre, et cette sensation serait adéquate puisque l'humain en vous perçoit cette nouvelle présence comme étant « quelqu'un d'autre. »

D'un point de vue humain, l'Esprit semble être indépendant, aliéné de la définition humaine que nous nous sommes construite. Graduellement, tout en vous permettant de ressentir cette nouvelle présence, qui n'est en fait qu'un autre niveau de conscience, vous vous habituez à ressentir ce qu'est que d'être une seule entité avec votre Esprit et votre identité humaine acceptera cette nouvelle présence dans sa propre définition de soi. C'est le processus par lequel l'humain accepte graduellement que la présence de l'Esprit se joigne à l'identité humaine. En temps et lieu, cette union deviendra un souvenir de ce que vous êtes, d'un point de vue plus évolué, et la séparation entre l'humain et le spirituel se dissipera dans la conscience.

La clé est simple, soyez attentife. Après chacune des séances, des méditations et des relaxations, prenez simplement le temps d'écouter, de voir, de sentir et de ressentir en vous. Tentez de trouver cette présence ou laissez-la se dévoiler à vous. Permettez-lui d'être présente.

Technique Contemplative

Nous avons préalablement appris comment s'impliquer activement dans l'application des rituels de Kuji-In. La raison était pour stimuler notre habileté à projeter notre volonté dans la technique. De plus, il est plus facile de se concentrer sur tous les aspects d'un niveau de Kuji-In alors que nous sommes pleinement éveillés et mentalement actifs. Maintenant que nous avons progressé dans notre apprentissage, nous allons modifier notre approche.

Les techniques de Kuji-In telles qu'elles vous seront montrées devraient être faites de manière contemplative. Nous entendons par là que vous devriez doucement visualiser mentalement, réfléchir au concept philosophique et exécuter sans effort le mudra dans une position confortable afin que votre mental puisse glisser doucement dans un état de méditation. Après avoir révisé tous les détails de la technique, il s'agit de trouver un état mental se trouvant entre l'application consciente de la technique et la transcendance. Nous ne voulons pas dire de transcender au point de perdre connaissance, mais de ne pas être humainement présent non plus, le tout afin de prévenir toute interaction avec notre Esprit.

Pour chaque niveau, prenez le temps de réfléchir profondément à chacun des concepts. Étudiez les liens entre les différents aspects de chacune des techniques. Plus vous pourrez en apprendre sur chacun des traits du Kuji-In de manière globale, plus votre mental et votre cerveau leur accorderont de l'espace afin que le Kuji-In puisse s'y tenir. Vous pouvez même relire la philosophie suggérée dans le livre de Kuji-In avancé afin de faciliter ce genre de processus.

Une fois que vous aurez compris la structure intellectuelle générale d'un niveau de Kuji-In, installez-vous confortablement, dans une position relaxante, et laissez-vous divaguer dans cette conscience que le Kuji-In éveillera en vous. Appliquez la technique pendant que vous la contemplez doucement, tout en la gardant à l'esprit, sans faire d'efforts. Dans chacune de vos pratiques, votre mental sélectionnera des aspects spécifiques de la technique à observer.

Que cela soit une exploration de votre conscience, tout en gardant à l'esprit la base de la technique du rituel. Nous ne recommandons pas de vous laisser aller totalement, autrement ce ne serait plus du Kuji-In mais plutôt un autre genre d'expérience, portant d'autres noms. Au point où nous sommes maintenant, nous utiliserons l'expérience préalablement acquise au cours de vos pratiques en Kuji-In afin de confirmer activement un lien avec votre Esprit, tout en demeurant passivement assez sensible pour percevoir ce que votre Esprit vous révèle. Votre ego humain peut vous jouer des tours. Usez de discernement et demeurez concentré sur le Kuji-In tel que vous l'avez appris, sans juger ce qui pourrait être une véritable révélation de votre Esprit. Votre Esprit ne changera pas la technique de Kuji-In puisqu'il ne se préoccupe pas de la technique. Il vous révèlera qui vous êtes, vous.

Respiration et Conscience

Le Prana, l'énergie qui circule dans l'air ainsi que dans la nature, et d'abord et avant tout disponible à nous humains par le biais de l'air que nous respirons. La respiration nous permet d'assimiler l'oxygène et notre corps énergétique assimile le Prana, l'énergie vitale qui se trouve partout.

Chaque niveau de Kuji-In devrait être fait alors que vous êtes confortablement installé, permettant à votre respiration de se faire librement, dans un état mental détendu, permettant à votre système énergétique d'assimiler autant de Prana que possible. Ne forcez pas ce processus au moyen d'une concentration forcée. Permettez-lui de se faire avec une focalisation mentale détendue.

Commencez votre pratique de Kuji-In en respirant normalement pendant quelques instants, ou encore en utilisant une technique de respiration que vous appréciez. Soyez conscient de l'air circulant dans vos cavités nasales et soyez attentif à l'énergie qui entre dans votre système énergétique à la racine de votre nez, entre vos yeux. Cette énergie circule librement dans votre crâne au centre de votre tête, à l'arrière de votre crâne, et le long de votre colonne vertébrale.

Plus vous portez attention à la circulation de Prana alors qu'il entre dans votre corps, plus vos cellules cérébrales baignent dans cette énergie vivifiante, apportant des changements à votre mental ainsi qu'à votre cerveau. Cela dit, avant tout cela, pendant que vous êtes attentif, vous vous permettez d'être conscient d'autres aspects de votre Esprit et de sa manifestation possible dans votre existence physique.

Par la respiration, la conscience voyage. Le souffle donne la vie, et l'Esprit peut circuler à travers cette vie. Commencez chaque pratique avec cette affirmation « soufflée » et consciente. Elle permettra à votre esprit de circuler en vous avec aisance et, progressivement, vous vous souviendrez de qui vous êtes.

À partir de maintenant, chaque fois que vous terminez un chapitre, et chaque fois que vous progressez à un nouvel aspect de savoir, prenez une grande respiration profonde et détendue, et soyez attentif. Laissez l'Esprit se révéler à vous.

L'Égo Humain

L'égo humain est composé de tout ce que nous avons défini pour nous-mêmes comme étant la réalité dans laquelle nous vivons. Il S'agit de toute une série d'interprétation de nos expériences d'humain qui fait tout en son pouvoir pour se cumuler en une seule et même entité cognitive que nous appelons par notre propre nom. L'égo humain n'a aucune idée de ce qu'est l'Esprit. Avant que vous ayez été en contact suffisamment de fois avec votre Esprit, votre égo humain en aura peur puisque nous sommes effrayés par ce que nous ne connaissons pas, et notre égo humain ne connaît qu'une chose : lui-même.

Notre égo humain possède une certaine conscience de lui-même, et il base ses décisions de manière à capter et garder notre attention autant que possible. Plus il peut utiliser notre existence humaine, plus il est heureux. Voilà pourquoi nous ne devrions pas considérer notre égo tel un ennemi, mais bien faire tout en notre pouvoir pour le voir tel un ami. Si nous tentions de détruire notre égo humain, nous serions en fait en train d'essayer de détruire ce qui nous aide actuellement à définir notre existence. En s'alliant avec notre égo humain, nous acquérons un outil fantastique avec lequel travailler pendant que nous avons encore besoin de ses définitions afin de fonctionner normalement en tant qu'être humain.

En temps et lieux, en nous élevant et en reconstruisant nos définitions personnelles à un niveau de conscience supérieur, nous encouragerons l'interaction de notre Esprit avec notre identité humaine. La présence de notre Esprit dans notre conscience humaine transformera lentement notre égo humain en un meilleur outil pour servir nos objectifs spirituels. Jusqu'à ce moment, nous devons nous faire confiance et travailler de pair avec notre égo humain, puisqu'il est en fait l'outil le plus puissant que nous ayons pour le moment.

Notre égo est un outil que nous possédons, rien ne pourra nous l'enlever. Si nous prenons le temps d'en apprendre sur nous-mêmes et de comprendre notre égo, nous deviendrons conscients de son mode de fonctionnement et il sera alors bien plus facile de nous changer en une personne meilleure, jusqu'à ce que la transmutation spirituelle se produise.

Au départ, notre égo luttera afin de prévenir les interactions répétées avec notre Esprit. Notre égo ressent l'effet de transmutation de l'Esprit, et il craint qu'en acceptant l'Esprit, il se perde et soit détruit. En fait, l'Esprit ne détruit pas l'égo lorsqu'il le transmute, mais il le préserve dans un état supérieur.

Prenez le temps de vous adopter vous-même en tant qu'égo humain tout autant qu'en tant qu'Esprit. Les deux sont une seule et même chose, les deux ne font qu'un, seul l'égo perçoit tous les royaumes spirituels vus d'en dessous, teintés par les désaccords de l'humanité; l'Esprit lui ne voit que la perfection partout.

Joindre les Mains et les Doigts

Les mains renferment plusieurs mystères, et nous vous en révélerons quelques-uns au cours des prochains chapitres. Chaque main peut représenter plusieurs choses; certaines de ses représentations ont été classifiées au fil des âges en une série simple d'associations avec d'autres aspects de notre nature humaine et spirituelle. Puisque plusieurs variantes de Kuji-In existent, gardez à l'esprit que ce système de classification est adapté à l'Approche Transformationnelle, et que d'autres systèmes sont tout aussi sages et légitimes, chacun pour leurs propres raisons.

La main gauche représente habituellement le féminin, la réceptivité, l'action de prendre et la passivité, alors que la main droite représente le masculin, l'émission, l'action de donner et l'activité. Dans notre quête pour comprendre la sagesse impliquée dans la pratique du Kuji-In, nous tenterons de définir la main gauche comme étant la main humaine, et la main droite comme étant la main spirituelle.

Comme dans plusieurs autres systèmes de classification par analogie, les liens que nous créons sont davantage des métaphores que des réalités physiques. Gardons à l'esprit que la main droite peut également recevoir et la main gauche peut également donner, même si la charte des correspondances habituelles fait état du contraire. Dans le même ordre d'idée, la main gauche est aussi spirituelle que la droite et la droite aussi humaine que la gauche.

Néanmoins, imaginons pour un moment que les gestes que nous faisons en Kuji-In avec la main gauche représenteraient notre implication humaine dans la technique, et ceux faits avec la main droite représenteraient notre implication spirituelle. Il serait raisonnable de mentionner que dans la plupart des techniques, l'humain et le Spirituel oeuvrent ensemble harmonieusement, puisque la plupart des mudras comportent une certaine symétrie. Ce n'est pas le cas, cependant, pour le mudra de Retsu et Zen, les 7e et 9e niveaux, puisque ces mudras sont plutôt asymétriques. Ils sont néanmoins harmonieux et nous vous expliquerons pourquoi en détail le moment venu.

En ce qui concerne les mains, chaque doigt représente un aspect de notre nature humaine et spirituelle. Quand nous joignons nos mains et nos doigts, non seulement nous profitons de combinaisons de certains méridiens énergétiques, mais nous affirmons également une représentation conceptuelle de différents aspects de la nature oeuvrant à l'unisson pour atteindre un objectif désiré. De la même manière que le fait de dessiner un certain symbole peut éveiller certaines vibrations correspondant à sa signification, le positionnement de nos doigts dans une gestuelle symbolique peut éveiller ces énergies au plan énergétique et spirituel.

Il existe déjà plusieurs séries de classifications symboliques des doigts et l'une de ces séries existe pour le Kuji-In. Pour chaque niveau du Kuji-In, nous résumerons les différents traits que nous trouvons pertinents à l'application de nos techniques, et nous expliquerons la représentation symbolique de la position des doigts de chacun des mudras.

Commençons par résumer la signification de chacun des doigts pris individuellement.

Le pouce est le doigt qui représente la contemplation, l'observation de la nature de la conscience. Il est associé à l'élément « néant », le cinquième élément. Il incarne la conscience, sous forme d'une présence. Dans la main gauche, il représente l'humain conscient de lui-même. Dans la main droite, il représente la conscience ainsi que la présence de l'esprit.

L'index est le doigt représentant le concept d'affirmation. C'est le doigt que l'on pointe, qui s'exprime, qui confirme sa puissance. Il est associé à l'élément de l'air, circulant doucement vers l'avant. Dans la main gauche, il représente l'affirmation typique de notre volonté humaine. Dans la main droite, il représente l'implication de notre Esprit dans l'expression de notre volonté.

Le majeur représente le concept de projection, qui est différent du concept d'affirmation. La projection est l'expression dans le monde extérieur de ce que nous portons en nous. Ce doigt est associé avec l'élément du feu, l'élément de force en action. Dans la main gauche, il exprime les actions ainsi que les moyens humains. Dans la main droite, il représente les expériences et les événements.

L'annulaire est le doigt de la sensibilité et de l'adaptation. Il est associé à l'eau, s'écoulant doucement selon des forces extérieures. Dans la main gauche, il représente les sentiments, sensations et la perméabilité. Dans la main droite, la conscience et la ténacité.

L'auriculaire représente la consolidation. Il est associé à la terre, fixant ainsi sa présence stable. Dans la main gauche, il représente l'intégration de la connaissance et sert de base à l'expérience humaine. Dans la main droite, il représente l'intégration de l'expérience, l'assimilation de la sagesse.

Il n'est pas essentiel de retenir tous ces détails lorsque vous les lisez pour la première fois. Chaque mudra de Kuji-In sera expliqué et l'interaction de chacun des doigts avec les autres semblera plus logique, vous aidant ainsi à comprendre la nature symbolique de chaque mudra plutôt que de se souvenir de tout cela par cœur.

Maintenant, en ce qui concerne la manière de croiser et joindre les doigts, certaines traditions placent les doigts à l'intérieur des mains fermées, d'autres les laissent à l'extérieur. Par exemple, pour l'application de RIN dans l'Approche Transformationnelle, les doigts demeurent à l'extérieur de la main, alors que pour KYO, les doigts sont repliés à l'intérieur.

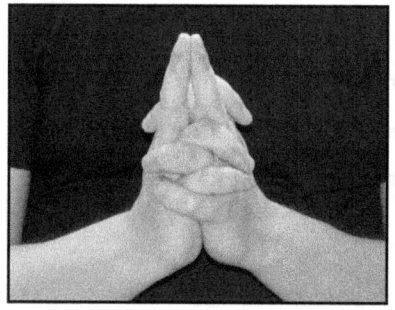
RIN

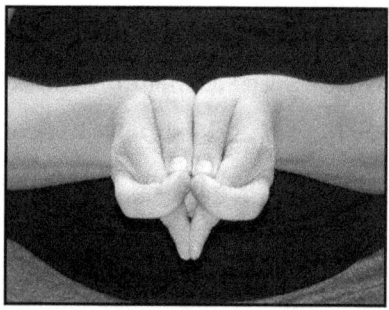
KYO

Garder les doigts pliés en dehors de la main cré un lien avec le monde extérieur ou contribue à une manifestation, alors que de garder les doigts à l'intérieur de la main implique une introspection, une focalisation sur ce qui se passe en nous, et contribue à notre éveil. Dans notre application de RIN, nous souhaitons développer la confiance en nous ainsi que la foi, affirmant et extériorisant l'expérience de la vie symbolisée par l'extension du majeur. Pour ce qui est de l'application de KYO, nous souhaitons devenir conscient de notre sens des responsabilités, ainsi nous gardons les doigts de la terre et de l'eau à l'intérieur de nos mains alors que le doigt du feu se repli par-dessus le doigt de l'air et retourne au doigt du néant.

Du Sanskrit au Japonais, puis de retour au Sanskrit

Les mantras originaux bouddhistes utilisés en Kuji-In étaient en Sanskrit. Les mantras furent enseignés oralement pendant de nombreuses années jusqu'à ce qu'ils soient écrits en utilisant l'alphabet Sanskrit, appelé Devangari. À l'époque, aucune autre alternative n'aurait été acceptée.

Avec le temps, le Bouddhisme migra de l'Inde à la Chine et de la Chine au Japon. Au Japon, les bouddhistes japonais écrivirent les mantras en utilisant leur propre alphabet. L'alphabet japonais est composé de symboles appelés « kanji ». Chaque kanji représente une idée et est prononcé en une syllabe simple. Cependant, ces syllabes kanji ne couvrent pas toutes les combinaisons possibles de voyelles et consonnes. Par exemple, en Japonais, la lettre R et la lettre L sont les mêmes, et sont prononcées en un hybride des deux, un peu comme un R prononcé rapidement suivi d'un L muet. En Français, nous pourrions l'écrire « rL », mais cette transcription ne serait pas suffisamment claire pour nous. De la même manière, il n'existe pas de B ni de V, mais une combinaison des deux, se prononçant comme un V percutant, ou un B soufflé.

Lorsque les bouddhistes japonais voulaient écrire le mantra Sanskrit « Om vajramanataya swaha », ils utilisaient le kanji japonais qui était le plus près de la prononciation Sanskrit. Pour commencer, le « Om » devint « On », puisque le M et N japonais sont identiques. Ensuite, le « Vajra » devint « Bai Shira », mélangeant le B et le V, ainsi que le J et le Sh, et ainsi de suite.

Nous avons ainsi hérité du mantra «On Bai Shira Man Taya Sowaka ». Après de nombreuses années, le kanji Japonais fut utilisé « tel quel » pour prononcer les mantras. Cela ne signifie pas que les mantras furent perdus, mais qu'une modification s'est produite.

La partie la plus importante du Kuji-In est la contemplation de la philosophie derrière la pratique des rituels. Lorsque les mantras sont utilisés répétitivement selon la tradition, le cerveau évoque une quantité d'énergie correspondant à l'implication du praticien dans cette tradition. Ainsi, tous les moines, prêtres et artistes martiaux qui ont utilisé le kanji japonais n'ont pas perdu leur temps. Ils ont simplement utilisé un autre système de croyances afin de s'investir dans leur développement personnel.

Après des siècles, les mantras furent même modifiés légèrement d'un maître à l'autre, selon leur propre expérience du Kuji-In. Lorsqu'ils furent retraduits en Sanskrit, en utilisant uniquement la prononciation correspondante comme point de référence, ils ont probablement subi d'autres modifications. La beauté de tout cela est que le sens de la pratique, lui, ne fut pas modifié, et les mantras Sanskrit que nous utilisons aujourd'hui sont profondément liés à la pratique et la philosophie de chacun des niveaux du Kuji-In.

Les mantras japonais semblent surtout utilisés en arts martiaux ainsi que pour le conditionnement mental alors que les matras Sanskrits sont surtout utilisés dans les pratiques spirituelles et dévotionnelles. Les premiers mantras enseignés devraient être la version japonaise. Ils sont aussi efficaces mentalement et déclenchent les mêmes attributs au niveau du cerveau lorsque combinés avec la contemplation philosophique. Une fois que le pratiquant a démontré un certain intérêt pour la pratique, bien au-delà de la simple curiosité, les mantras Sansrkits peuvent être révélés et expliqués sans crainte de manquer de respect à l'aspect sacré de ces mantras. La croissance personnelle que recèlent les enseignements du Kuji-In Avancé est un filtre très efficace qui bloque les étudiants trop superficiels. Le conditionnement mental peut être suffisant pour eux, mais ils ne feront aucun usage de la sagesse sacrée.

Certains disent que les mantras Sanskrits sont plus puissants que les mantras japonais. Nous pouvons dire que les mantras Sanskrits sont habituellement réservés à ceux qui ont foi en un concept spirituel universel. Ceux qui n'ont pas une telle foi ne devraient pas se préoccuper des mantras Sanscrits. S'il n'existe pas de grande force universelle, que ce soit Dieu ou tout autre concept, seul l'effet psychosomatique du mantra aurait un effet dans la tête d'un athée, ce qui fait des mantras japonais la meilleure option. Seuls ceux qui désirent développer une très grande foi devraient se préoccuper des mantras Sanskrits, puisque ce sont les mantras qui mènent à l'aspect spirituel du Kuji-In. Commencer avec la prononciation kanji Japonais n'est pas une perte de temps, mais plutôt une bonne préparation. Les mantras Sanskrits assureront une profondeur à la pratique lorsqu'ils seront appris. Néanmoins, sans foi, les mantras Sanskrits sont inutiles. C'est la raison pour laquelle nous devrions garder ces mantras sacrés et enseigner les mantras kanji Japonais mentalement efficaces au public en général.

Plus loin dans le livre, chacun des neuf mantras sera écrit au moyen de notre propre alphabet, en prononciation kanji Japonaise, suivi par la prononciation Sanskrit, suivie par une tentative de traduction en Français. Ensuite, ils seront expliqués en détail clarifiant leur relation avec les différentes applications, religions et traditions.

Lumière et Diamants
Qu'est-ce qu'un Vajra

La lumière de la création, le premier éclat de volonté, émis par la vérité Divine absolue, a souhaité découvrir la vie en s'observant elle-même dans son existence manifestée, a explosé en un éclat de lumière et de son purs, afin de créer l'univers dans ses différentes manifestations.

« Vajra » est un mot Sanskrit qui englobe ce concept. Il représente absolument tout ce qui provient de cette source universelle sous toute forme de lumière, son ou vibration que ce soit. Il s'agit d'un concept difficile à saisir et tout aussi difficile à adapter à un concept tangible tant il est chargé de signification.

Si le Vajra est suivi par la syllabe Sanskrit « man », cela pourrait signifier qu'il est fait pour être davantage tangible. Ainsi, le mot Sanskrit Vajraman pourrait signifier « diamant », un peu comme dans « lumière pure devenue matérielle ». Cela dit, il ne signifie pas nécessairement « diamant » dans toutes les phrases. Parfois, Vajraman peut simplement signifier que la lumière de Vajra est tangible, ou manifestée.

En Sanskrit, chaque mot peut avoir plusieurs significations différentes, selon le contexte. Il se peut également que nous tentions d'associer des mots à certains concepts qui ne peuvent tout simplement pas être traduits dans notre langue, menant ainsi à des concepts hybrides en Sanskrit.

En lisant, et surtout en traduisant le Sanskrit, chaque mot et chaque phrase devrait être contemplé afin de découvrir le cœur du concept qui a mené à sa création. Cette étude contemplative aide habituellement notre mental à abandonner nos définitions traditionnelles rigides du monde qui nous entoure, laissant ainsi beaucoup plus de place à notre esprit de nous inspirer.

Le mot Vajra est l'un de ces mots complexes à traduire, puisque même en Sanskrit il peut détenir plusieurs significations, chacune représentant des concepts peu communs et plutôt abstraits. La clé pour comprendre sa signification est de laisser notre esprit s'y attarder jusqu'à ce que le concept se clarifie; jusqu'à ce que la compréhension satisfasse le pratiquant et représente des possibilités que le mental puisse saisir.

Ramenez toujours à vous-même

Le Kuji-In fut conçu pour le développement de soi. Ainsi, dans chacune des situations concernant votre intégration de la technique, vous devriez ramener les concepts philosophiques à vous. Avant de projeter votre énergie vers l'extérieur, vous devez en être conscient intérieurement.

Lorsque nous dirons, plus tard, que le mot TOH est le terme japonais pour « se battre », vous aurez à mettre votre mental en mode réceptif afin de pouvoir porter votre attention au concept du combat, plutôt que de vous placer vous-même en mode de combat. Vous devrez être plus fort que toute envie de battre ce qui vous entoure, vous devrez être en paix, en étant attentif à ce qui se passe en vous, à ce que le concept de « combat » éveille en vous.

Pour chaque concept suivant, vous devrez vous exercer à la maîtrise de vous-même, en découvrant l'essence des émotions qui bouillonnent à l'intérieur, et devenir conscient des déclenchements émotifs associés aux concepts. Découvrez de l'intérieur ce qui semble être à l'extérieur, et vous vous connaîtrez davantage.

RIN
Conscience de RIN

En apprenant le Kuji-In, que nous soyons débutant ou avancé, nous apprenons que RIN implique le concept de la confiance. Nous apprenons d'abord que nous devrions travailler afin de devenir courageux. Le courage nous mène éventuellement à la confiance, qui mène à la confiance en soi. Avec le temps, la confiance en soi mène à la Foi en soi, puis à une Foi en un concept de spiritualité universelle tel que la Conscience Suprême ou en notre Être Supérieur.

Chaque fois que vous réussissez quelque chose, vous devriez focaliser sur l'appréciation de ce succès. Ainsi, votre confiance en vous-même augmentera au fil de vos entraînements mentaux faits avec persévérance, mais également au fil des expériences de vie. De même, lorsque vous échouez, ou croyez que vous avez échoué à quelque chose, vous devriez investir plus d'énergie à combattre la négativité et à conserver un bon moral. Utilisez vos échecs afin de bâtir votre détermination à réussir en raffinant vos tentatives futures. Faites confiance à votre capacité de devenir meilleur.

Technique de RIN

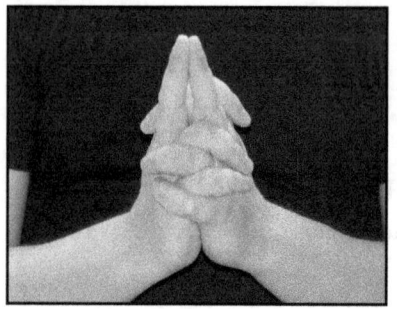 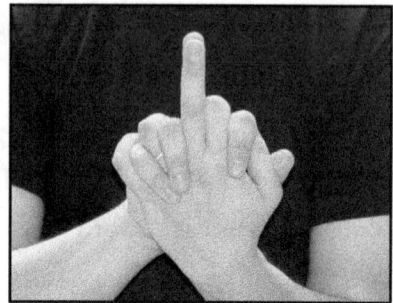

Mudra RIN

Le mudra RIN joint tous les doigts sauf les majeurs, qui sont les doigts des expériences et des événements. Le majeur est tendu afin de prendre contact avec ces expériences.

Ce mudra joint les mains spirituelles et humaines afin que l'humain et le spirituel puissent se joindre dans l'expérience de la vie. Ce mudra aide à développer la conscience de chacune des expériences que nous vivons, les rendant plus faciles à accepter et à comprendre. Il s'agit là du premier pas pour devenir conscient de l'essence créative qui mène à la manifestation des expériences et événements dans nos vies. Le fait de savoir qu'il existe une force spirituelle qui crée toutes ces expériences facilite leur acceptation.

Dans l'Approche Transformationnelle, le mudra RIN garde les doigts pliés en dehors des mains, ce qui signifie que nous affirmons notre confiance en nous-mêmes et notre foi. Nous cherchons à la nourrir et non simplement devenir conscient de son étendue.

Utiliser ce mudra aidera également à être sûr que tout ira bien. Accepter, même inviter notre Esprit à nous accompagner dans nos défis d'humains, donne une allure de leçon plutôt que de punition. Peu importe ce qui se passe, si je crois ne pas être seul mais constamment avec moi-même en tant qu'Esprit, il est évident que tout ira bien, éventuellement. Voilà ce qu'est la foi du Kuji-In, qui n'a rien à voir avec la foi en un Dieu extérieur. La foi est l'ultime confiance en soi en tant qu'Esprit et en tant qu'humain, comme faisant partie d'une seule et même entité. Respirez MAINTENANT.

Certaines traditions de Kuji-In pointent l'index vers l'extérieur plutôt que le majeur. Pointer l'index représente l'affirmation du pouvoir, une affirmation de soi. Cette version du mudra RIN sera davantage utilisée par les artistes martiaux et quiconque désirant développer une volonté plus forte. L'approche transformationnelle encourage l'expérience (le majeur) du RIN d'abord, suivie de l'affirmation (index) du RIN seulement lorsqu'une expérience bien plus grande a été acquise. L'expérience et la foi sont essentielles à la véritable expression du pouvoir.

Mantra RIN
RIN, en japonais, signifie *face* ou *rencontre*. Le concept est associé à la rencontre de quelqu'un, sans détails relativement à qui nous allons rencontrer; ainsi, nous nous rencontrons nous-mêmes. Le fait de vous rencontrer vous-même implique de vous connaître en vous observant « à la troisième personne ». Une telle contemplation, dans une véritable attitude d'acceptation de soi, mènera inévitablement à la confiance en vous-même.

Jap. Knj,	On	bai shira man taya		sowaka	
Sanskrit:	Om	vajraman	taya	swaha	
Français:	O	foudre	à / celui détenant	la gloire	
Prononcé:	Om vajramaanatayaa Swaha!				

Shinto : Dans cette pratique de Kuji-In, les bouddhistes Shinto font référence à Amaterasu, une Déesse. Amaterasu est décrite comme étant la Déesse de qui toute lumière rayonne. Elle est également souvent décrite comme la déesse soleil compte tenu de sa chaleur et de sa compassion pour les gens qui la glorifient, une interprétation de « lumière » ou « chaleur » en tant que passion, ou pureté. Elle projette la foudre dans le corps afin de lui donner sa force vitale. Elle est comme la lumière de la création.

Bouddhistes : Ici, les bouddhistes prient Bishamonten, gardien du nord et ainsi, des choses matérielles. Du point de vue bouddhiste japonais traditionnel, depuis le temps des samurais et autres grands guerriers, on dit de lui qu'il est le dieu de la guerre et des guerriers. Bishamonten revêt une armure, symbolisant sa carapace physique protégeant sa véritable identité. Il tient une lance dans une main, un symbole de l'Esprit qui pénètre le monde physique, et une pagode dans l'autre, un peu comme un temple où réside la connaissance, une autre symbolique de notre corps physique.

Approche Transformationnelle: Nous contemplons la grande puissance de la création. Nous contemplons la lumière qui provient des cieux et descend jusqu'à la terre afin de lui donner vie et mouvement. Cette lumière est à la fois féminine et masculine. À ce moment, nous célébrons l'arrivée de l'Esprit dans le corps humain.

Dans notre tradition, Om vajramaanatayaa Swaha! signifie :
O, Être de la Foudre Divine, Gloire.

Souvenez-vous qu'il s'agit d'une traduction interprétée, puisque les mots Sanskrits sont liés à plusieurs significations. Ici nous avons traduit vajraman comme étant la Lumière devenue tangible. Nous utilisons le terme sanskrit swaha afin de proclamer la gloire de la Conscience Suprême (ou du concept universel de votre choix), et de lui rendre hommage.

La vie entrant dans le corps peut être symbolisée par un éclair frappant la pierre, comme une étincelle divine qui survolterait le mécanisme de la vie dans un hôte physique. D'une manière plus douce, nous pourrions imaginer un rayon de lumière qui réchauffe la terre, lui faisant progressivement prendre vie. La naissance de l'Esprit dans le corps humain provient d'une énergie féminine, comme toute naissance. Il n'est pas nécessaire qu'il soit aussi violent que la foudre qui frappe, mais le symbole est toujours aussi puissant qu'il est censé être.

Si nous regardons dans un dictionnaire Sanskrit, vajraman signifie diamant, mais nous devons encore étudier chacune des composantes. Le mot Sanskrit vajraman est un symbole pour la lumière la plus pure du vajra, rendu physique par la syllabe man ; ainsi fut nommé le diamant.

Le vajra est cette merveilleuse lumière divine qui prend plusieurs formes selon les autres termes qui l'entourent. Suivi par la syllabe man le rendant physique, et le mot taya qui indique une préparation, ou un « préparateur », il s'agit de la lumière Maternelle Divine de la création. Avec cette prière, nous invoquons la lumière qui nous a permis de prendre vie, qui est et qui sera toujours la source de notre vie humaine. N'imaginez pas qu'une lumière féminine devrait être faible. Une mère donnant naissance est une entité très puissante.

Lorsque nous sommes venus au monde, en tant qu'Esprit dans un corps humain, nous avons pris vie dépourvu de tout jugement de nous-mêmes, sans peur, sans hésitation et sans jugement. Notre conditionnement progressif humain, surtout par le biais d'expériences déplaisantes vécues à l'enfance, nous amena à être plus que simplement prudent afin de ne pas nous faire mal, mais bien jusqu'au point de douter de nous, voire même nous craindre nous-mêmes. Devenus adultes, nous croyons avoir conquis la plupart de ces craintes et peurs, mais tel n'est pas le cas. Certaines peurs sont si enracinées au plus profond de notre inconscient que nous refusons même d'en accepter l'existence.

Mais il ne s'agit pas ici uniquement de ces expériences difficiles d'il y à longtemps. Même ayant une enfance heureuse, un enfant peut se cogner la tête et ne pas apprécier, réagir avec colère contre la douleur, ou avec honte face à sa propre maladresse, bloquant ainsi certaines parties de son subconscient avec une sorte de haine pour lui-même de ne pas avoir déjà un bon équilibre. Il peut exister des centaines de raisons pour lesquelles nous nous définissons avec cette piètre confiance en nous-mêmes, cela même lors de nos toutes premières expériences de vie. Maintenant, imaginez le résultat si, en plus, l'enfance fut difficile.

L'objectif de la technique RIN est de redéfinir le concept de la confiance, de l'appliquer à nous-mêmes en tant que confiance en soi, et à partir de là, la nourrir afin de la faire grandir graduellement jusqu'à ce qu'elle devienne une foi en la vie. Lorsque le concept de foi est dénué de tout concept dogmatique des enseignements religieux, elle devient une forme plus évoluée de confiance, sachant que, du point de vue de l'Esprit, tout ira bien, toujours.

Bien que notre corps humain puisse être blessé, et que nos expériences humaines puissent parfois être douloureuses, votre Esprit n'en est absolument pas affecté. Expérimentant l'existence humaine tant comme observateur qu'acteur, il demeure hors d'atteinte, hors de danger. RIN éveille ce genre de souvenir spirituel, et opère à sa pleine puissance avec votre progression vers la technique RETSU, où vous pourrez peut-être même vous souvenir de l'immortalité et de l'existence éternelle de votre Esprit. À ce moment, tout ce que vous expérimenterez sera pris en considération dans une perspective beaucoup plus large.

KYO
Conscience de KYO

Être en charge de votre vie ne signifie pas être en contrôle de votre vie. Le contrôle implique un sens de pression sur les événements afin de les empêcher de se produire d'autres façons que celles que vous avez planifiées. La véritable maîtrise de soi implique de lâcher prise, tout en ayant foi en la vie ainsi qu'en les événements qu'elle place sur notre route, tout en utilisant tous les outils disponibles afin d'influencer les façons dont les événements se manifestent pour servir nos objectifs.

Le contrôle est un état d'esprit dans lequel vous mettez mentalement de la pression sur vous-même ainsi que sur les autres dans une série d'attentes prédéfinies. Les attentes mènent invariablement à la déception lorsque le contrôle est perdu. Le contrôle implique un combat contre tout ce qui pourrait nuire à la manifestation de vos attentes. Toute cette pression et tous ces tracas consomment énormément d'énergie. Le contrôle est l'antithèse du lâcher prise. C'est une manière temporaire et désespérée utilisée par l'égo humain afin de simuler le succès. Mais le contrôle coûte excessivement cher en ressources de toutes sortes, incluant la force vitale et le stress émotionnel. Ainsi, le contrôle de soi, lorsque vous êtes en colère par exemple, est une façon de freiner vos intentions afin d'éviter de céder à la pression qui s'accumule en vous lorsque vous êtes émotivement instable. Cela implique un combat contre vous-même ainsi qu'une dépense d'énergie énorme afin de contrôler l'animal humain qui ne veut qu'une chose : exploser, s'extérioriser. Le contrôle de soi est bien différent de la maîtrise de soi.

Au départ, la maîtrise de soi n'impliquerait même pas de pression interne à combattre.

La maîtrise est une manière d'agir d'un point de vue de la conscience. Il s'agit d'une conscience des forces qui sont à l'œuvre, ainsi qu'une influence sur leur direction. La maîtrise n'est pas un combat contre une force, mais une conscience de cette force. La maîtrise détend de l'intérieur, elle enlève de la pression, en quelque sorte, plutôt que de la combattre. Reprenons notre exemple de la colère, la maîtrise signifierait de prendre contact avec la réaction émotionnelle pour ensuite l'amoindrir au moyen d'outils tels la compassion, la tolérance et la responsabilité. Une personne en état de maîtrise de soi ne combat pas la pression émotionnelle, mais l'évacue doucement de manière volontaire, utilisant le pardon et la transmutation émotionnelle. L'énergie émotionnelle devient ainsi disponible à nouveau, en restaurant le maître au lieu de le vider de ses énergies et de sa force vitale.

Lorsqu'un maître fait face à une force qu'il ne comprend pas, il doit y être attentif, la contempler, la goûter, découvrir tout ce qu'il peut sur elle, dans un état de contemplation consciente, en observant à la fois avec un point de vue humain et un point de vue spirituel. La maîtrise implique de devenir conscient des forces en action, plus particulièrement des forces de la nature humaine. C'est seulement lorsque les secrets de la nature humaine auront été révélés au maître contemplatif que les forces spirituelles deviendront claires et suffisamment accessibles pour être saisies par le mental humain. Jusqu'à ce moment, il est de notre responsabilité d'utiliser les outils qui nous sont accessibles afin de devenir conscient de nous-mêmes.

La responsabilité commence lorsque nous comprenons la différence entre le contrôle et la maîtrise. Être responsable signifie accepter le fait que nous avons les moyens pour rendre nos vies meilleures, en commençant par faire de nous-même de meilleures personnes. Être responsable ne signifie pas uniquement d'assumer les conséquences d'un événement. Assumer sa responsabilité implique la compréhension des forces en action qui mènent aux événements qui se sont manifestés dans nos vies afin que nous puissions devenir conscients de la manière dont chaque événement spécifique s'est manifesté, résultant de forces naturelles et spirituelles, découlant d'une série d'actions et de réactions.

Actuellement, un tel concept peut sembler plutôt compliqué, mais il en est ainsi uniquement parce que nous interprétons le concept de la maîtrise avec notre mental humain. Le mental ne peut que percevoir certaines parties de l'équation à la fois. La conscience, elle, sait prendre du recul pour contempler l'oeuvre dans son intégralité, pour réaliser que le mental humain ne contemplait qu'un petit pouce carré d'une splendide et immense murale. La conscience ne requiert pas que tout soit interprété intellectuellement. Lorsque nous sommes attentifs à nous-mêmes ainsi qu'aux forces qui sont en nous, nous devenons conscients de tout le processus qui semble alors tellement simple. Par exemple, il n'est pas nécessaire pour nous de comprendre de manière intellectuelle ni de contrôler tous les phénomènes physiologiques qui se produisent lorsque nous dansons (pression sanguine, stimulation nerveuse des muscles, la coordination, les informations servant à conserver son équilibre qui proviennent de l'oreille interne, etc.). Nous n'avons qu'à danser pour que la beauté du phénomène soit révélée.

La maîtrise est d'abord acquise en enlevant les limites que nous imposons à nos outils de perception. Elle consiste à accepter toute l'information qui nous est révélée lorsque nous sommes attentifs. Notre conscience de nous-mêmes croît et prend de l'expansion à mesure que nous acceptons ce que nous percevons de nous-mêmes. À partir de ce moment, la conscience est infusée naturellement dans les forces que nous découvrons, nous permettant ainsi de les influencer.

Sans aller trop en détail sur ce sujet, nous pouvons dire que le Karma est une leçon qui s'est manifestée dans notre vie afin que nous puissions apprendre sur nous-mêmes par le biais d'une expérience. Expérimenter des émotions et des sensations de toutes sortes aide à comprendre les différentes leçons de la vie. Du point de vue de l'Esprit, le Karma n'est pas tant une conséquence qu'une leçon volontaire.

Une conséquence est le résultat d'une action passée. Elle est souvent associée à la culpabilité selon le mode de pensée « c'est arrivé par ma faute, je suis donc coupable ». Être responsable signifie que vous assumez les conséquences d'une action, mais cela ne signifie pas nécessairement que vous êtes coupable. La culpabilité est le résultat de la non-acceptation de notre responsabilité morale ou encore mener un combat, de manière subtile, contre notre responsabilité. La culpabilité se manifeste à partir de l'autojugement lorsque nous préférons ne pas admettre la vérité à nous-mêmes dans certaines situations.

Lancez des cailloux dans une mare et remarquez le comportement des sillons. Les cailloux ne ressentent pas de culpabilité. Ils sont responsables des sillons, tout comme l'eau. Si vous étudiez les phénomènes naturels d'action et de réaction, vous comprendrez davantage les concepts subtils de responsabilité.

Notre égo humain aime se placer lui-même sous la pression et le poids de la culpabilité en jouant le jeu de la victime, surtout si ce rôle lui permet d'attirer encore plus d'attention sur lui. Vous vous affranchirez de l'émotion de culpabilité en admettant la vérité à vous-même et en sortant de ce manège de victimisation. Prenez toujours le temps de respirer à fond lorsque vous ressentez une émotion; cela vous aidera à en devenir conscient.

Afin de devenir le maître de votre vie, vous devez abandonner tout contrôle en acceptant ce qui vous arrive tout en vous prenant en charge en agissant de manière à produire le résultat que vous désirez voir se manifester. Acceptez la maladie lorsqu'elle vous atteint, et faites tout ce que vous pouvez pour guérir et la prévenir par la suite. Acceptez la douleur lorsque vous avez mal, et faites tout ce qui est possible, de manière responsable, pour l'estomper.

En acceptant subtilement que vous êtes une partie intégrante de tout ce que vous expérimentez, et que tout se produit dans votre vie parce que vous l'avez désiré, d'un point de vue humain ou spirituel, vous développerez également la capacité de manifester ce que vous voulez réellement en étant responsable de vos désirs. Lorsque vous endurez une situation humaine douloureuse, même si vous ne désirez pas du tout cette situation de manière consciente, certains processus mentaux inconscients sont à l'œuvre afin de prolonger et de répéter la situation douloureuse. Plus vous devenez conscient des mécanismes de défense et folies cachées de votre égo, plus vous deviendrez maître de ce que vous manifestez.

D'un autre point de vue, votre égo humain ne s'offusque pas du fait que vous souffriez si cela lui sert à attirer l'attention et à nourrir la fantaisie de sa fausse vie. Même du point de vue de votre Esprit, ce dernier respectera les leçons que vous choisirez. Votre Esprit ne perçoit pas la douleur là où vous, vous la percevez; tout ce que votre Esprit voit est une expérience. C'est vous, au beau milieu de tout cela, qui devez prendre les commandes (encore une fois, sans tenter de prendre le contrôle) et devenir maître de ce que vous manifestez. Avec le temps, vous vous souviendrez à quel endroit vous vous situez vous-même dans votre propre expérience. Vous vous souviendrez que vous êtes votre égo humain, que vous êtes votre Esprit, et que vous pouvez choisir votre point de vue dans toutes situations.

Technique de KYO

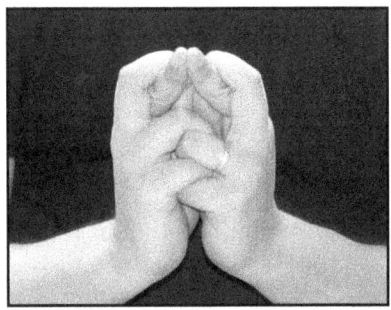 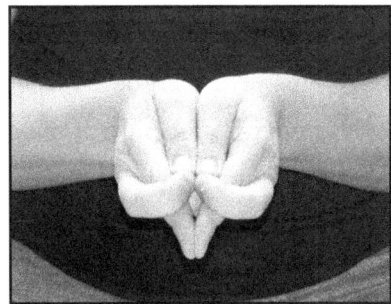

Mudra KYO

Le mudra KYO positionne le majeur (expérience) avec le pouce contemplatif (conscience), afin que l'expérience puisse être perçue et intégrée en tant que la conscience de l'expérience de la vie. Les doigts de l'expérience s'enroulent également autour des index (affirmation), afin d'illuminer et de diriger les affirmations avec sagesse. Ainsi, ce mudra aide à devenir conscient de ce que vous manifestez lorsque vous affirmez quelque chose, et il aide à devenir le maître de sa vie en assistant les affirmations avec la sagesse des expériences intégrées.

Dans certaines traditions, surtout parce qu'il est difficile de le faire, les majeurs ne plient pas suffisamment pour toucher le bout des pouces. Cela n'est pas dramatique, puisque ce mudra aide effectivement le processus d'affirmation avec l'expérience de vie d'une personne. Pourtant, lorsque le mudra est fait de cette manière, il n'aidera pas le pratiquant à gagner plus rapidement en expérience.

Nous conservons l'annulaire et l'auriculaire `l'intérieur de la main, signifiant que nous mettons nos énergies à devenir conscient des concepts de responsabilité. Nous souhaitons cultiver la conscience d'être responsable, et afin que cet éveil puisse se produire nous devons être capables de percevoir ces énergies d'action/réaction en nous. Dans d'autres traditions, garder les deux derniers doigts à l'extérieur exprimera le fait que vous êtes en charge. Un tel outil pourrait être utile pour impressionner les gens ou encore pour vous défendre, mais ne vous rendra pas plus responsable à moins que vous appreniez au moyen de la contemplation interne du concept.

D'un point de vue des éléments, le doigt de l'expérience de la vie, précédemment pointé pendant RIN, est maintenant enroulé autour de l'air en mouvement, soufflant vers votre conscience spirituelle. L'index (air) émet une énergie active, comme une action, et la réaction est le majeur (feu) qui se replie afin d'être absorbé par l'Esprit (pouce).

Mantra KYO

Kyo ou Pyo signifie *stratégie* ou *troupes*. Observé de l'extérieur, le concept des troupes ne semble pas faire de sens au sein d'un enseignement en Kuji-In. Si nous ramenons le concept à l'intérieur, la stratégie représente les actions que nous devons faire pour manifester ce que nous souhaitons, et les troupes sont les moyens que nous avons à notre disposition. Cela fait référence à l'organisation de nos actions afin d'atteindre le résultat désiré.

On	isha	naya	in tara ya	sowaka
Om	isha	naya	yantraya	swaha
O	vigoureux	comportement	instrument	gloire

Prononcé: Om ishaanayaa yantrayaa Swaha!

La religion Shinto fait référence à Hachiman, un Dieu de guerre, procurant abondance aux pêcheurs et fermiers. Hachiman était un Dieu à l'époque des samurais, temps où il était nécessaire de se battre et de protéger afin de conserver ses richesses. Quel serait donc son lien avec les pêcheurs et les fermiers? Hachiman nous explique comment agir afin d'obtenir ce que nous désirons au moyen d'actions adéquates et déterminées. Bien que nous n'ayons plus à nous battre physiquement maintenant, Hachiman est encore un modèle de détermination et de discipline.

Les bouddhistes prient Juichimen, celui qui possède mille bras et onze têtes. Les onze têtes symbolisent les multiples manières d'atteindre un objectif. La statue de Juichmen dans le temple Sanjusangen-do possède 40 bras, dont on raconte que chacun sauve 25 mondes, pour un total de 1000 mondes.

Dans notre tradition, Om ishaanayaa yantrayaa Swaha!
Signifie: O, Maîtrise comme instrument, Gloire au Divin

Récitez ce mantra tout en gardant à l'esprit que vous êtes responsable de tout ce qui vous est arrivé, ne serait-ce que du point de vue de votre Esprit, manifestant les leçons et épreuves, mais également les bénédictions et événements heureux. En reconnaissant ce phénomène créatif, et en vous affranchissant de l'émotion de culpabilité, vous commencerez à développer votre pouvoir de manifestation. En percevant le concept de la manifestation du point de vue de l'Esprit, vous permettrez à votre mental d'accepter ce pouvoir comme étant réel, le réalisant ainsi dans votre expérience humaine consciente.

Laissez le temps à votre mental humain de changer, laissez-le se transmuter en un outil d'un niveau de conscience supérieur. Avec le temps, de la patience, la foi en votre être spirituel et de la détermination, votre vie d'humain pourra accueillir de plus grands niveaux d'énergie créative. Lorsque cette énergie entre dans votre mental, vos pensées déteindront sur elle. L'énergie créative de l'Esprit suivra son cours dans votre corps, émanant extérieurement dans votre vie afin de manifester les événements qui correspondent à vos pensées. Sachant cela, si vous croyez être malchanceux, questionnez-vous à savoir si vous avez eu la conscience tranquille récemment. Vous découvrirez peut-être que vous êtes encore plus responsable que vous ne croyez l'être auparavant. Même pendant les moments difficiles, ce processus créatif est une bénédiction puisqu'il aide à conditionner votre esprit afin qu'il accepte que vous manifestez ce que vous pensez.

Exercez votre mental à être heureux. Entraînez votre mental à demeurer simple. Croyez aux événements heureux et aux bonnes surprises. Ayez foi que tout ira bien. Par-dessus tout, donnez-vous le temps d'atteindre ce niveau de clarté et de joie. Ne vous découragez pas et croyez que tout ira toujours pour le mieux.

TOH
Conscience de TOH

Nous avons tous un endroit en nous où nous livrons une lutte à nous-mêmes. Nous avons tous ces résistances au changement, ces opinions auxquelles nous tenons chèrement, ces réactions protectrices que nous gardons avec toute notre volonté, convaincus que ce sont des protections légitimes. Notre égo humain est convaincu de détenir la vérité, et il s'agit là pour lui de l'aspect le plus important dans la vie. Ainsi, nous luttons afin de conserver nos peurs, notre culpabilité, notre tristesse, en nous, comme des trésors que nous chérissons.

Il s'agit de combats que nous menons contre nous-mêmes et ce sont ces combats qui utilisent la plus grande partie de notre énergie vitale. Nous ne pouvons résoudre un conflit si nous n'en sommes pas conscients. En devenant conscients de ces luttes intérieures, nous sommes en voie de permettre l'évacuation de toutes ces tensions et blocages énergétiques, rendant la vie en général bien plus paisible et facile. À partir du moment où nous permettons à une bataille interne d'exister, elle peut s'exprimer et s'extérioriser, et nous pouvons poser des gestes de manière à transformer cette situation en quelque chose de positif. Parfois, la rage ne souhaitait qu'être entendue et trouvera la paix avec la simple satisfaction d'avoir reçu l'attention qu'elle désirait. Ces batailles internes prennent leurs racines au sein de notre égo humain, et le simple fait de leur accorder de l'attention est souvent une grande partie de la solution. Pourtant, nous trouverons peut-être difficile d'accorder de l'attention à ce que nous refusons de reconnaître en nous.

Alors que le rôle de l'égo est d'attirer l'attention sur lui, un autre de ses rôles est d'entretenir la fantaisie de sa propre existence. Ainsi, un égo humain tend à se mentir à lui-même, ne permettant pas à la vérité de ce que nous ressentons de remonter jusqu'à la conscience. Il s'agit là d'un travail qui doit être fait au cours de la pratique de la technique TOH. Il s'agit d'un procédé de reconnaissance de la vérité, suivi par le fait de lâcher prise sur les batailles qui font rage en nous.

Lorsque nous avons fini d'évacuer la pression de nos batailles internes les plus intimes, notre système énergétique entier est libéré et peut fonctionner avec beaucoup plus d'efficacité. Ne vous mentez pas : les rois, les mendiants et les saints ont tous ce genre de bataille interne, même à des niveaux des plus subtils. Nous serons libres de ces luttes intérieures seulement lorsque nous aurons conquis notre égo de manière irrévocable.

TOH Technique

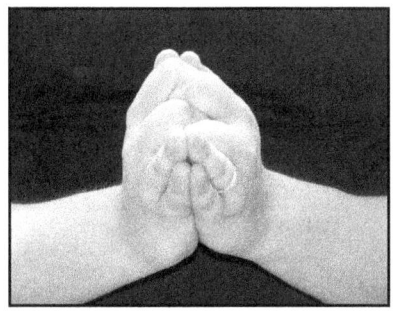 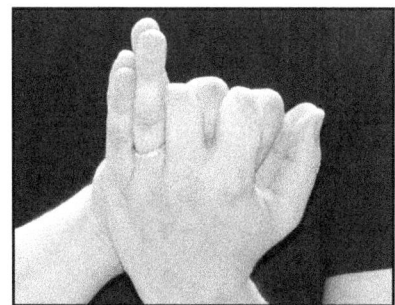

Mudra TOH

Le mudra TOH est le plus passif et le plus contemplatife de tous les mudras du Kuji-In. Avec le pouce perceptif de la conscience, l'annulaire sensible et l'auriculaire stabilisant, ce mudra nous aide à percevoir ce qui se passe, alors que notre index d'affirmation et le majeur de l'expérience pointent vers l'intérieur. S'il y a affirmation, elle se fait à l'intérieur. Si un sentiment ou une sensation est ressenti, cela se produit également à l'intérieur.

Nous gardons le doigt du feu et celui de l'air à l'intérieur, afin de devenir conscients du mouvant des énergies qui sont déclenchées par la conscience, les doigts sensibles et stables cherchant l'harmonie. En gardant l'index et le majeur à l'extérieur de la main, nous tenterions d'imposer la paix plutôt que d'en devenir conscient, ce qui en ferait tout de même encore un mudra de paix et d'harmonie.

Dans certaines traditions, ce mudra se nomme le lion extérieur, et plusieurs tentatives furent faites afin d'expliquer pourquoi il porte le nom d'extérieure puisqu'il vise à promouvoir la paix intérieure. L'explication est simple. ce mudra se nomme « lion extérieur » conformément à la tradition Shinto, où l'index et le majeur sont entrecroisés afin d'imposer l'harmonie par la force, un trait typique des mudras d'arts martiaux. Lorsque le mudra TOH est fait de cette manière, il ressemble à un lion se dirigeant vers l'extérieur, ainsi perçu par 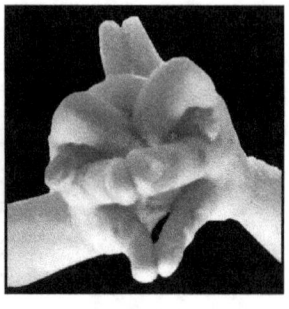 le point de vue d'autrui. Il est fait en insérant l'index entre le majeur et l'annulaire et en repliant le majeur sur l'index.

Mantra TOH

TOH signifie *combat*. Une bataille externe résulte habituellement de notre confrontation avec des situations difficiles. Mais si nous ramenons le concept de combat à l'intérieur, nous découvrons que le combat était contre nous-même, nous empêchant d'atteindre la paix et l'harmonie. Ce concept fait référence aux contacts que nous avons avec autrui, ainsi qu'avec nous-mêmes. Afin de trouver la paix, nous devons comprendre nos combats personnels.

On	je te	ra shi	itara	ji ba	ra ta no-o	sowaka
Om	jit	rashi	yatra	jiva	ratna	swaha
O	conquérir	zodiac	place	vie	trésor	gloire

Prononcé: Om jitraashi yatra jivaratna Swaha!

Le dieu Shinto Kasuga, un renne, est un messager entre notre mental humain et notre monde spiritual intérieur. Le Zodiac ayant une influence sur notre caractère et notre personnalité, il est comparé ici aux influences mineures dans notre vie. Plusieurs choses peuvent influencer nos décisions et nos actions. Ces influences proviennent des autres ainsi que de nous-mêmes. En ayant conquis ces influences mineures, nous apprécions encore plus notre nouvelle vie. Les bouddhistes japonais prient Nyorin Kannon, un bodhisattva qui accorde n'importe quels désir et souhait, rendant la vie si merveilleuse. Il est représenté en position assise, installé confortablement, en méditation, et le bras le plus près de lui de ses six bras tient un joyau de bonheur et de sagesse qui accorde les vœux de celui qui prie avec dévotion.

Du point de vue à la fois bouddhiste et indoue, le zodiaque représente également ce qui nous permet de demeurer dans le cycle de la réincarnation. Le zodiaque est le chemin que nous parcourons avec notre égo humain, afin de découvrir qui nous sommes réellement, sous tous les aspects possibles. Une fois libéré du contrôle de notre égo humain, notre perception change et tout devient merveilleux et splendide.

Dans notre tradition, Om Jitraashi yatra jivaratna Swaha! Signifie : O, la conquête du zodiaque, voyage vers les trésors de la vie, Gloire

Soyez attentif à vos combats intérieurs. Devenez-en conscient afin de les dissoudre de manière volontaire et consciente. Respirez profondément et détendez-vous, libérez la pression de ces combats internes depuis la racine, en vous, tout en conservant votre espoir, votre foi et votre volonté. Conservez vos niveaux d'énergie élevés. Cette rage animale, cette colère est un aspect de l'expérience humaine qui est légitime et elle ne devrait pas être jugée. Elle devrait simplement être libérée du contrôle de notre égo.

Exercez-vous à cultiver une «rage joyeuse» en criant «WWWRrRrrrraaaaaAAAAAAH!» tout en souriant. Découvrez le pouvoir au sein de cette rage animale, dans une attitude de succès, sans désir de surpasser ni de contrôler qui que ce soit. Ne projetez pas votre colère animale sur autrui, mais utilisez-la pour nourrir votre volonté, lorsque nécessaire. Du point de vue de l'Esprit, la colère et la joie sont énergétiquement identiques, ne différant que par leur polarité. La colère est une pression qui désire être évacuée, tout comme la joie. Réprimer l'une ou l'autre ne fera que nuire à votre capacité de développer une grande volonté, alors que d'accepter d'exprimer joie et colère libérera la pression provenant de ces combats intérieurs.

Souvenez-vous que chaque fois que vous exprimez la colère alors que vous êtes en mode de combat, ou de conflit, vous perdez du terrain en faveur de votre égo humain. Pourtant, vous ne devriez pas vous contraindre à conserver cette pression à l'intérieur. Ainsi, vous saurez quel aspect de vous-même vous devez travailler. Exprimer la colère au visage de quelqu'un est un manque de maîtrise de soi. Vous pouvez conserver cette pression à l'intérieur pendant un moment, jusqu'à ce que vous soyez seul pour l'évacuer. Cela dit, évacuez-la éventuellement, car il résultera d'autres situations si vous l'oubliez. Ah! Il y a tant à faire! Eh oui. Soyez patient et déterminé et vous progresserez sur ce chemin. Éventuellement, vous finirez par être en paix avec toute situation.

Émotions humaines, égo humain

L'égo humain tend à apprécier ce qu'il s'est construit pour lui-même au fil des ans. Lorsque nous commençons à modifier nos constructions intérieures, il arrive que notre égo préfère la stabilité et le confort de ce qu'il connaît déjà, limitant ainsi les possibilités de progrès.

À présent, vous avez probablement compris l'importante de la technique de transmutation émotionelle expliquée dans le livre de Kuji-In avancé. Il est crucial de vous laisser devenir conscient des sources émotionnelles de tout conflit faisant rage en vous. Le défi consiste également à devenir conscient de vos vérités intérieures sans vous laisser perturber par votre égo humain, qui collaborera parfois, alors qu'il tentera de saboter vos efforts à d'autres moments.

Combinez la transmutation émotionnelle avec la reconnaissance de votre égo et de ses comportements manipulateurs. Soyez attentif à vos mécanismes de défense naturels lorsque vous tentez de vous empêcher de devenir ce que vous êtes en vérité. Ces comportements seront difficiles à détecter au début. Au fur et à mesure que vous gagnez en expérience, vous deviendrez plus agile et efficace à vous reconnaître vous-même, et à vous accepter tel que vous êtes.

SHA
Conscience de SHA

Plus vous gagnez en maîtrise de vous-même, plus vous aurez de pouvoir disponible lorsque vous en aurez besoin. SHA représente la puissance, plus spécifiquement, la puissance de la volonté. Il s'agit de l'expression du pouvoir à un niveau où votre être humain puisse l'expérimenter clairement.

Votre énergie circule à partir de votre plexus solaire, pas seulement en vous, mais également vers l'extérieur. Il s'agit de l'endroit où les rouages intérieurs tournent, faisant tourner les roues extérieures également. Avec SHA, le plexus solaire opère les mouvements que vous initiez. Il peut invoquer une rectification ou peut détruire. Peu importe ce que vous commanderez, l'invocation sera puissante. Il s'agit de l'endroit où vous devez être prudent afin de ne blesser personne, autrui ou vous-même.

Cela dit, vous n'êtes pas dépourvu d'outils. Avec la connaissance et la sagesse afin d'appliquer la transmutation émotionnelle, et la volonté de reconnaître votre égo humain à l'œuvre, vous êtes encouragés à vous faire confiance et à suivre le chemin du développement de votre puissance interne. Cela étant dit, définissons la première illusion de pouvoir.

Lors d'une première approche du concept du pouvoir, votre égo humain se manifeste immédiatement en criant « Voilà mon environnement! Je sais comment ça marche! »... et nous sommes habituellement d'accord. C'est là notre première erreur. Chaque fois que nous mentionnons « pouvoir », nous croyons qu'il s'agit d'une sorte de force ou de tension musculaire, accompagnée d'émissions hormonales, afin de procurer un sentiment de puissance. C'est un masque que l'égo humain encourage, espérant vous prouver que vous êtes puissant, du point de vue de votre animal humain. En fait, cette puissance hormonale et musculaire est une démonstration que les animaux utilisent afin de se prouver face aux autres membres du troupeau. Ce comportement naturel mène souvent à la contraction subconsciente des fessiers et des muscles abdominaux, restreignant ainsi la libre circulation de votre véritable puissance, en vous. Afin de parvenir à un véritable état de pouvoir, nous devons d'abord évacuer cette tension biologique que nous associons au concept de puissance. La clé de la liberté est simple, vous l'avez peut-être deviné déjà : soyez attentif.

Soyez attentifs aux réactions biologiques, émotionnelles et mentales que vous aurez peut-être lorsque vous contemplerez le concept du « pouvoir ». Avant de pouvoir développer un pouvoir véritable, vous devez être conscient de ces comportements impulsifs limitatifs qui sont principalement des systèmes de défense automatiques. Ces systèmes de défense furent utiles pendant un temps, mais représentent maintenant une nuisance à notre développement. En gérant ces réactions, nous apprendrons à nous connaître encore mieux, et nous commencerons à disposer d'une plus grande source de pouvoir pour toutes nos expériences futures. Dès maintenant, prenez un moment pour contempler cette sagesse et appliquer la technique sur vous-même, afin que vous puissiez devenir conscient de vos réactions face au pouvoir.

Une fois conscient de la manière dont votre être humain gère le pouvoir, surtout du point de vue de sa propre fantaisie de puissance personnelle, vous pouvez vous abandonner au véritable pouvoir qui réside en vous, et partout autour de vous. La première étape sera d'abandonner le pouvoir. Laissez-vous devenir conscient de la puissance universelle, spirituelle et personnelle comme étant une seule et unique force, unifiée et circulant librement. Tentez de la ressentir sans effort. Tout effort à ce moment précis ne serait que votre égo tentant d'attirer à nouveau l'attention sur lui.

Respirez et ressentez. Emplissez-vous d'un sentiment de force alors que tous vos muscles sont détendus. Laissez la puissance de l'univers vous envoûter, vous pénétrer, saturer chacun de vos pores. Le pouvoir de l'univers est un pouvoir que nous laissons circuler en nous alors que nous en devenons partie intégrante. Vous ne contrôlez pas la puissance. Vous ne devenez qu'un avec elle, dans votre conscience, pour ensuite l'influencer avec votre volonté et non pas votre arrogance.

C'est un réflexe naturel pour l'égo humain de sortir de son cadre avec des commentaires silencieux du genre « Je suis plus fort que… » ou « Je suis plus puissant que… ». À chaque fois que vous remarquez ce genre de comportement prétentieux, il s'agit de l'arrogance de votre égo humain. Devenez conscient de ce trait de personnalité et amoindrissez-le.

Nous ne contrôlons pas la puissance de l'Univers, de l'Esprit et de l'humain. Nous ne faisons que les suivre. Abandonnez-vous au pouvoir de l'Univers, laissez-vous devenir conscient de son existence dans votre corps. Acquérez la conscience de l'énergie omniprésente qui entoure et pénètre toute chose, cette vie, cette grande force qui déplace les planètes tout comme les grains de sable. Il s'agit là de l'énergie qui alimente les étoiles ainsi que vos cellules corporelles, la puissance qui voyage aussi vite que la lumière ou qui se tient dans une immobilité parfaite, tout en demeurant vivante, un mouvement statique de vie. Nous n'avons pas ce pouvoir, nous ne le détenons pas. Nous le devenons.

Technique de SHA

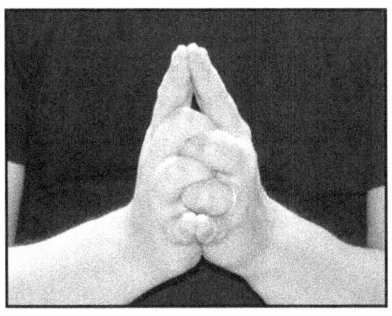 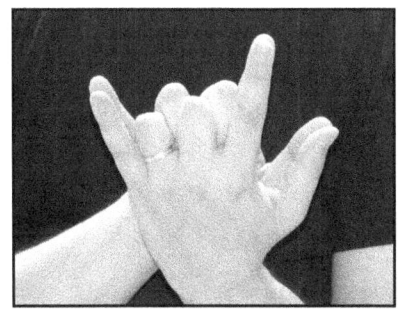

Mudra SHA

Pour le mudra SHA, nous pointons les index pour affirmer notre pouvoir, tout en pointant notre auriculaire afin de ramener cette énergie à la terre. Avec les pouces, ce mudra nous aide à devenir conscients du pouvoir, à la fois humain et spirituel, dans notre monde afin que nous puissions le percevoir. En pointant les pouces, les index et les auriculaires, nous désirons amener vers la terre l'affirmation de notre esprit. Nous continuons à contempler ce concept afin que nous puissions l'intégrer, pendant que nous gardons l'annulaire et le majeur à l'intérieur des mains.

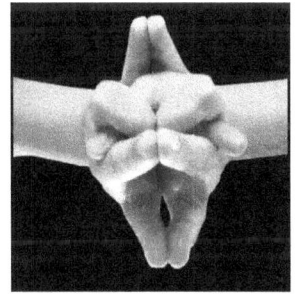

Ce mudra est également connu en tant que « lion intérieur », pour les mêmes raisons que le mudra TOH est aussi connu sous le nom de lion extérieur. Lorsque vous placez le bout de vos annulaires à la racine des majeurs et des l'index, pour ensuite replier les majeurs par-dessus les annulaires, vous n'obtenez ni plus ni moins qu'un lion faisant face à l'intérieur. Si vous faites ce mudra vers le haut et le regardez vu d'en haut, vous remarquerez que les pouces et index forment une bouche, les annulaires formant les yeux, les auriculaires formant les oreilles. Ce mudra peut être utile pour provoquer votre côté émotionnel à affirmer sa puissance. Ici encore, bien que ce mudra soit utile pour vous conditionner vous-même, il ne développera pas tellement la conscience de votre pouvoir intérieur.

Mantra SHA

SHA signifie *personne* en japonais. Évidemment, si vous suivez le chemin de la transformation personnelle, cette personne n'est nulle autre que vous-même. Avec le Kanji RIN, vous vous êtes rencontré. Maintenant, avec SHA, vous devenez cette personne que vous avez rencontrée auparavant. En fait, vous vous permettez de vous souvenir que vous êtes cette personne, d'un point de vue spirituel, tout en étant solidement implanté dans votre vie humaine. En focalisant sur le concept de votre identité, vous affirmez votre droit à la vie et à l'action. Dans cette action, le pouvoir est révélé à votre être humain alors que vous évoluez sous forme d'être vivant spirituel.

Jap. Knj: On haya bai shira man taya sowaka
Sanskrit: Om haya vajraman taya swaha
Français: O cheval éclair à / qui possède gloire
Prononcé: Om haya vajramaantayaa Swaha!

Le Shinto réfère au Dieu Kamo Daimyojin, un Dieu de tonnerre connu comme un être flamboyant, habituellement glorifié au moyen de courses de chevaux. Les bouddhistes feront référence à Fudo Myo, la lumière immuable, ou sagesse immuable, tout en étant un symbole de puissance, puisque Fudo Myo est un guerrier puissant.

Dans ce mantra, le mot Sanskrit *haya* se traduit en Français par cheval, employé dans le sens de « chevaucher ». Il peut également signifier *sept*, multipliant les éclairs. Le mantra Sanskrit SHA est le même que le mantra RIN, la seule exception étant que nous devons chevaucher le pouvoir plutôt que l'invoquer.

Nous pouvons voir le lien étroit entre Amateratsu (Déesse Shinto louangée dans la technique RIN), la Déesse de la foudre, et le Dieu du tonnerre Kamo Dimyojin, mais également avec le Fudo Myo Bouddhiste, Maître de la Lumière Immuable. Immuable, pourtant nous l'invoquons chevauchant un cheval, ce qui suggère l'immobilité intérieure portée par une mobilité extérieure libre. Tous ces Dieux et Maîtres sont des représentations du grand pouvoir universel qui se condense et circule dans notre expérience humaine afin que nous puissions nous souvenir que nous ne faisons qu'un avec ce pouvoir.

Il n'est pas nécessaire d'utiliser la force afin de ressentir cette force ultime, mais simplement de nous permettre de vibrer consciemment. Cela stimule effectivement un sentiment de pouvoir, mais pas du point de vue de l'égo humain. Si vous contractez trop vos muscles lorse que cette sensation de puissance vous pénètre, alors vous ne lâchez pas suffisamment prise.

Dans notre tradition, Om haya vajramaantayaa Swaha!
Signifie : O, chevauchant l'Éclair Divin, Gloire

Ce mantra est prononcé avec une attitude de lâcher prise, tout en encourageant la sensation de puissance provenant de l'intérieur. Pendant que nous détendons tous nos muscles, nous nous concentrons sur un pouvoir paisible et vif à la fois. Ce n'est pas seulement un courant. Il est partout, en mouvement. Cette force pourrait sembler nous prendre contre notre gré si ce n'était pas du fait que nous la laissons nous attraper de l'intérieur et circuler en nous, comme faisant partie de nous. Nous chevauchons la puissance universelle, et nous l'influençons avec nos pensées et notre volonté. La « Gloire » dont il est fait mention ici souligne la lumière glorieuse de la création et non pas pour nourrir un sentiment égoïste de gloire.

Pendant ce processus, n'essayez pas d'invoquer une manifestation spécifique. Laissez-vous tisser un lien avec cette force universelle. Plus tard, nous en apprendrons davantage sur le pouvoir de la manifestation, mais pour l'instant, nous devons nous concentrer afin de développer les outils que nous utiliserons pour influencer le processus de manifestation, et enfin, éventuellement, le provoquer. Jusqu'à ce moment, laissez-vous baigner dans cette effervescente énergie.

Guérison et Rectification

Du point de vue de l'Esprit, l'expérience de la vie n'est rien d'autre que parfaite. La perfection circule à travers l'humain, un plan d'existence après l'autre. La lumière de la perfection pénètre ensuite dans l'âme, puis dans les multiples niveaux de conscience, le mental, le corps émotionnel, le corps éthérique (ou de volonté), puis dans le corps physique. Lorsque la lumière passe à travers notre mental humain, elle se teinte de nos pensées. Lorsqu'elle traverse notre corps émotionnel, elle prend la saveur de nos émotions. La même chose s'applique au corps de la volonté, elle sera plus faible si nous sommes paresseux ou effrayés, si nous manquons de volonté. La lumière se manifeste ensuite dans notre corps, prenant la forme que nous lui avons donnée lorsqu'elle émanait dans notre réalité perceptible. Pour que cette lumière de création parfaite puisse circuler librement de l'Esprit au corps humain, chaque plan d'existence doit en permettre le passage. Plus le canal entre l'Esprit et le corps humain est propre, plus les émotions et les pensées se manifesteront rapidement. Ce processus est la principale cause de notre malchance, ainsi que la raison pour laquelle nous sommes aussi responsables de ce que nous manifestons, que nous en soyons conscients ou non, que cela nous plaise ou non. Nos attitudes mentales et émotionnelles deviennent de plus en plus cruciales au fur et à mesure que nous développons notre pouvoir de manifestation, puisqu'elles provoqueront dans nos vies ce que nous pensons et ressentons.

Pourtant, ce merveilleux mécanisme de manifestation est également ce qui nous permet de nous guérir, et éventuellement, guérir autrui. En rectifiant notre attitude envers la vie, en orientant notre mental de manière positive, et en libérant nos émotions de toute pression et de tout jugement, nous devenons disponibles afin de manifester ce que nous désirons consciemment. En visualisant mentalement, en désirant émotionnellement, et en amplifiant avec notre volonté, nous développons la capacité de manifester.

La pratique de SHA cultive progressivement notre habileté de circuler avec cette lumière créatrice merveilleuse. Elle libère notre égo du désir de tout contrôler, nous laissant davantage d'espace pour communier avec la lumière de la création, et de manifester de manière consciente. La première manifestation découlant du développement de SHA sera la rectification de notre corps. Ce processus sera progressif et peut prendre longtemps avant de devenir apparent. Il ne s'agit pas d'un miracle instantané. Plusieurs années peuvent être nécessaires afin d'accélérer le processus de guérison au point où nous pouvons commencer à parler de régénération. Cependant, dès le départ, il accélérera tout de même tout processus de guérison. Il s'agit d'une rectification naturelle de l'être humain opéré par l'Esprit dans notre expérience.

Ce processus de rectification n'est pas encore le plein potentiel de manifestation, mais bien une préparation afin que ce pouvoir puisse se concrétiser de manière consciente. C'est du point de vue de l'Esprit que nous créons. Du point de vue de l'humain, nous ne pouvons que transformer. Pourtant, cette transformation peut devenir très efficace, puisque tout ce qui est fait avec l'Esprit est fait avec grande puissance et grande efficacité.

Nous avons bel et bien des leçons ou du karma, ainsi que des jugements auxquels nous tenons chèrement. Ils nuisent au processus de rectification et de manifestation. Alors que nous demeurons inconscients, volontairement ou non, de ces combats intérieurs, ils se manifestent de manière sporadique sous forme d'événements, en souhaitant qu'ils déclenchent l'expansion de notre conscience afin que nous puissions laisser aller nos jugements et apprendre la leçon. Ces leçons se manifesteront sur plusieurs niveaux d'expérience, sous forme de blessures physiques, troubles émotifs ou maladie mentale. En devenant conscient de ces jugements, nous pouvons commencer à sélectionner à quel niveau d'expérience nous préférons assumer ces leçons karmiques. Ainsi, lorsque nos corps deviennent malades, nous pouvons refuser la leçon et lutter contre cet état de choses, ou nous pouvons remercier notre corps d'assumer cette maladie afin que d'autres événements infortunés ne se produisent pas d'autres manières. Pourvu que le corps puisse se guérir, certains préfèrent être malades plutôt que de subir un accident plus grave, ou de faire face à d'autres formes de défis.

Cela étant dit, plus vous reconnaissez la vérité derrière la manifestation de vos leçons, plus vous guérirez ou rectifierez la situation. L'objectif est encore de devenir le maître de votre vie et de dénuder votre égo de la position de victime qu'il désire tant conserver.

La douleur émotionnelle, les blessures et les maladies demeurent la manifestation d'une piètre attitude mentale, de défauts émotionnels ou d'une faiblesse de notre volonté de vivre. Plus vous amplifierez le flot de la lumière créatrice depuis votre Esprit jusqu'à votre expérience humaine, plus ces défauts se manifesteront, toujours avec l'objectif d'améliorer votre vie en vous libérant de votre poids karmique. Si vous commencez à utiliser des outils puissants sans vous être nettoyé au préalable au fil de l'expansion de votre conscience, vous manifesterez tout simplement de plus en plus de leçons à rectifier, jusqu'à ce que vous soyez submergées par elles. À ce moment, l'Esprit sera une fois de plus enlisé derrière le nuage de votre existence infernale et attendra que vous vous éveillez à nouveau. Pouah! Tout cela n'est réellement pas convenable dans l'attitude de celui qui recherche sa spiritualité. Conservez une attitude positive et utilisez les outils que vous avez afin d'améliorer votre vie, en devenant responsable de ce que vous manifestez et utilisant votre pouvoir nouvellement acquis afin de vous rectifier lorsque vous en avez besoin. Si les techniques les plus puissantes étaient enseignées aux débutants, sans leur avoir donné préalablement les outils afin de gérer leurs émotions et reconnaître leur égo humain au travail, nous participerions tout simplement à la destruction de leurs vies. C'est la raison principale derrière le fait que les concepts spirituels enseignés en Kuji-In doivent être transmis progressivement afin de permettre à l'étudiant d'absorber chacun d'eux à son propre rythme.

Plus vous travaillez sur vous-même, plus votre pouvoir de guérison se développera pour vous ainsi que pour autrui. Bien que vous ne puissiez forcer ce genre de croissance personnelle sur autrui, vous pouvez l'utiliser sur vous. Plus vous vous approchez de la lumière, plus vous serez en mesure de déverser cette lumière guérisseuse autour de vous, soit en la dirigeant consciemment, ou en nourrissant cette aura de guérison autour de vous. Il n'en tient pas à vous de décider si les gens doivent faire face à leurs démons. Ne tracassez pas les autres avec la croissance personnelle s'ils ne le désirent pas. Votre assistance aux fins de guérison les aidera seulement au niveau où ils sont prêts à la recevoir. Vous devez, vous-même, faire face à vos propres démons afin de devenir un meilleur guérisseur. Quoiqu'une certaine croissance personnelle soit bénéfique dans tout processus de guérison, les autres ont surtout besoin de votre amour et de votre compassion.

Dans le livre Kuji In Avancé, l'application de la guérison était expliquée. N'hésitez pas à réviser l'information afin d'acquérir une meilleure compréhension de la visualisation à garder à l'esprit pendant que vous vous concentrez sur le processus de guérison. Souvenez-vous que la pratique de SHA n'a pas pour but de guérir, mais bien de développer la capacité de le faire. Une fois que cette habileté est suffisamment développée, vous pouvez l'utiliser afin d'assister le processus de guérison des blessures et maladies.

KAI
Conscience de KAI

L'Amour inconditionnel est le résultat de l'union de notre conscience avec Tout, créé ou non. À partir du moment où nous encourageons la différence, nous ne nous permettons pas d'être inconditionnels. Pourtant, il est essentiel de faire des différences, avec jugement et discernement, afin de manifester et d'expérimenter une vie humaine merveilleuse. À partir du moment où, humainement, vous acceptez le fait que tout est lié spirituellement, votre conscience de ce Tout augmentera, et cela deviendra perceptible sous forme d'une intuition plus grande.

À ce moment, nous étudierons le Tao de la Gentillesse. La gentillesse, comme pour toute chose qui existe, contient un côté clair et un côté sombre. Qui aurait pu croire qu'il existe un côté sombre à la gentillesse ? Certains peuvent penser à ses différentes manifestations nuisibles, comme lorsque quelqu'un est trop gentil et se met à tout donner, au point de se nuire a lui-même. Mais il ne s'agit pas là de la source de ce côté sombre de la gentillesse, il ne s'agit que du résultat. Le Tao de la Gentillesse ne fait pas référence aux manifestations perceptibles de la gentillesse, mais à l'intention originale qui se cache derrière.

La plupart des gens gentils développent la gentillesse par désir d'être aimé, plutôt que d'un désir d'aimer. La gentillesse comme telle demeure une bénédiction et ses manifestations sont habituellement bénéfiques. Pourtant, que se passe-t-il lorsque quelqu'un qui a peur du rejet découvre soudainement qu'il est puissant et plein de confiance en soi? Si le sentiment de confiance en soi et de puissance dépasse une telle personne, il se peut qu'elle perde sa motivation à demeurer aussi gentille.

Ce processus se produit pour nous tous, sans exception. Jusqu'à ce que nous ayons découvert la beauté de la gentillesse qui provient d'un désir d'aimer les autres, et non pas d'être aimé NOUS, notre seule motivation à être gentil est de manquer d'amour; notre gentillesse disparaît donc à partir du moment où nous commençons à nous aimer nous-mêmes et à nous faire confiance. Nous ne devons pas juger la gentillesse puisqu'elle est une action bénie, peu importe les motivations. Nous ne devons pas parler d'un tel processus à ceux qui n'ont pas encore découvert leur propre confiance en soi, puisque ceci affaiblirait leur gentillesse. Nous devons simplement demeurer conscients de ce Tao, et reconnaître nous-mêmes lorsque nous devenons sujets à ce genre de changement de comportement. Il est important d'avoir besoin d'être aimé. Il est important de ressentir l'amour d'autrui tant que nous sommes dans cet état d'expérience. Ce besoin d'amour d'autrui ne s'évanouira pas tant que nous ne serons pas parvenus à un état d'illumination avancé, ainsi il ne doit pas être jugé. Nous devrions nous accepter au niveau d'évolution où nous sommes présentement, et progresser afin de devenir de meilleures personnes.

Connaître le Tao de la Gentillesse ne constitue pas, et ne constituera jamais, une raison pour sous-estimer la gentillesse, ni la déprécier. Vous devez simplement demeurer suffisamment humble pour reconnaître chaque occasion où un nouvel aspect de vous-même ne requiert plus d'être gentil, afin que vous puissiez remplacer cette motivation désuète par une motivation d'ordre supérieur, qui est le désir d'aimer inconditionnellement.

La gentillesse, peu importe sa motivation, que ce soit par amour pour autrui ou par manque d'amour pour soi, ne sera jamais une bonne raison de vous priver de votre intégrité. La gentillesse n'est pas un outil de destruction de soi. Elle doit demeurer libre. La gentillesse motivée par toute autre chose allant au-delà de la préservation de soi n'est en fait motivé que par le manque d'amour pour soi. D'un autre point de vue, la gentillesse n'est pas de la gentillesse si elle requiert un échange. Bien qu'un échange de gentillesse soit toujours apprécié, l'exigence d'un retour pour notre gentillesse n'est simplement pas l'expression d'une gentillesse véritable. Il ne s'agit pas d'une négociation, et elle n'est pas négociable.

Vous n'avez pas à être gentil si vous n'en avez pas envie. Vous devez vous respecter sur ce point. Avec le temps, vous ferez face aux défis de la vie qui vous enseigneront l'importance de la gentillesse de votre propre chef. La gentillesse ne doit pas être imposée à votre comportement naturel. Donnez-vous tout le temps nécessaire afin de découvrir jusqu'à quel point votre vie peut devenir noire sans gentillesse libre comme outil pour aimer.

La gentillesse est une bénédiction et exprime l'amour dans nos interactions avec nos compagnons humains. Elle est encouragée, peu importe les motivations. Soyez conscients de vous-même et de votre vérité, et vos intentions deviendront pures. La gentillesse elle-même est toujours pure.

KAI Technique

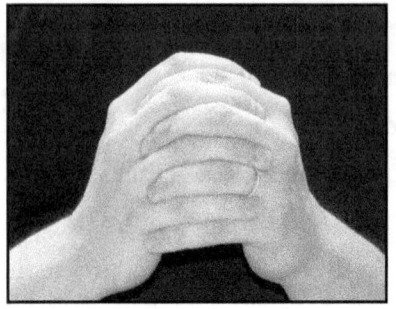 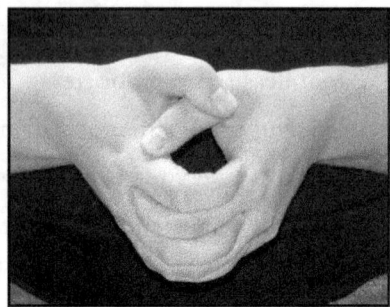

Mudra KAI

Le mudra KAI est clair. Nous souhaitons unifier toute chose. Ainsi, joindre tous nos doigts assistera notre mental à construire de nouvelles associations a afin de comprendre que tout dans l'univers n'est qu'Un. Ce concept d'unité nous aidera à développer la compassion et l'amour inconditionnel, accepter toute chose telle qu'elle est, ne faire aucune différence du point de vue de l'Esprit.

Notre application du mudra KAI rassemble tous les doigts en communion, équilibrés entre l'intérieur et l'extérieur, entre la version extériorisée qui consiste à garder tous les doigts repliés sur la main opposée, et le mudra JIN qui garde tous les doigts à l'intérieur. En gardant tous les doigts entrelacés de cette manière lorsque nous faisons un mudra d'unification de toute chose tout en comprimant nos paumes l'une contre l'autre et en repliant les doigts sur la main opposée exprimera de la compassion extérieurement, ce qui est également excellent.

Mantra KAI

KAI signifie *tout* ou *toute chose*. Dans cette technique, laissez-vous simplement absorber par le concept grandiose d'absolument tout. Laissez votre cœur ressentir l'amour pour toute chose sans limitations ni idées préconçues.

On	no-o maku	san man da	ba za ra dan	kan
Om	namah	samanta	vajranam	hâm
O	hommage	toute chose	diamant	hâm

Prononcé: Om namah samanta vajranam ham!

Le Shinto fait référence à Inari, à la fois Dieu et Déesse de l'abondance. Cette disponibilité aux deux sexes nous aide à détacher le concept de l'amour de la sexualité, et nous enseigne à aimer du cœur, peu importe la sexualité. Bien que la sexualité soit d'une grande importance dans notre expérience humaine, nous devons entraîner le cœur humain à aimer sans ce concept de sexualité.

Les bouddhistes font référence à Aizen Myo, la Lumière de la Passion, où nous voyons ici encore un lien avec le cœur et les sentiments. La Lumière de la Passion n'est pas la passion dense à laquelle nous sommes habitués sur le plan humain. Il s'agit de la Passion que l'Esprit expérimente envers toute chose. Sa manifestation n'est possible qu'avec un grand amour de toute chose.

Nous nous souviendrons que les mots Sanskrit vajraman sont le terme commun pour diamant, mais exprime également la lumière créatrice manifestée, ou tangible.

Dans notre tradition, le mantra :
Om namah samanta vajranam hâm
Signifie: O, Hommage au Vajra Universel, Hâm

La syllabe Hâm demeure un mantra qui exprime le processus de création, ainsi il n'est pas traduit. Il ne s'agit pas d'un mot, mais d'un outil.

Méditation Kuji-In

Placez-vous en position de méditation. Détendez-vous, libérez votre esprit. Utilisez votre connaissance du Kuji-In afin d'appliquer un rituel de concentration. Utilisez chacun des neuf niveaux en neuf respirations, récitant les mantras Sanskrit ou Kanji 3 fois par expiration. Visualisez librement. L'objectif est de faire le vide mentalement par la suite.

Contemplez-vous en tant que corps humain. Prenez une minute pour observer votre identité physique, puis libérez-vous-en l'esprit.

Contemplez-vous en tant qu'être humain, dans sa totalité, puis libérez-en votre esprit.

Contemplez-vous en tant qu'esprit, et soyez attentif pendant une minute. Ne vous définissez pas en tant qu'esprit, mais laissez l'esprit vous en informer. Même si vous ne voyez, ne ressentez ou ne comprenez absolument rien, abandonnez-vous à l'expérience. Ensuite, fixez le vide, observez le néant, et méditez.

Libérez-vous de toute attention mentale. Fixez sans effort, ne regardez rien, gardez simplement une arrière-pensée que vous regardez en tant qu'esprit. Demeurez dans cet état, sans mantra ni activité mentale, pendant aussi longtemps que vous le pouvez.

JIN
Conscience de JIN

JIN est un endroit de connaissance et d'expression. C'est un point de vue à partir duquel nous observons l'univers et ses mécanismes. Il joint chacune de nos parties à chacune des parties de toute chose. C'est un endroit où la connaissance va au-delà de la compréhension, et la compréhension est possible seulement avec l'expérience de la vérité.

La vérité n'est pas seulement un fait observable, mais un concept à partir duquel nous avons été créés. Pendant que nous nous exerçons à nous souvenir de qui nous sommes réellement, nous ouvrons les portes à la véritable connaissance de l'Esprit. Cette connaissance est révélée par l'Esprit et est acquise par des moyens humains. Avec la patience, des révélations se produiront de temps à autre, à chaque fois de plus en plus fortes et claires. Plus vous avez de l'expérience avec ce genre de révélation, plus il s'écoulera de temps entre ces expériences, mais elles seront plus fortes à chaque fois. Il viendra un temps où vous passerez beaucoup de temps afin de recevoir une révélation et la connaissance nouvelle deviendra facile à saisir. Par contre, cette connaissance n'est pas facile à décrire en mots, et nous ne devrions pas laisser notre égo humain affirmer de manière prétentieuse qu'il détient quelque connaissance de quoi que ce soit. La connaissance révélée est plus souvent personnelle que générale, et ne s'applique pas toujours à l'expérience d'autrui. Vous devez vous permettre de devenir suffisamment sensible pour reconnaître une vérité révélée d'un rêve fantaisiste de l'égo.

Un effet secondaire intéressant du développement de JIN est l'apparition sporadique de communication par télépathie. Ces communications n'ont pas la clarté d'une conversation téléphonique. Elles n'impliquent même pas de mots. Pendant que nous nous habituons à laisser notre mental permettre une libre circulation de connaissances et de concepts, nous saisirons peut-être certains concepts qui sont nés dans l'esprit d'autres personnes. Cela dit, quelque chose d'important doit être gardé en tête. Si nous jugeons les concepts perçus, ne serait-ce qu'un peu, la communication télépathique ne se produira pas, simplement à cause de la présence de l'égo humain dans le processus. Donc, espérer développer la communication par télépathie afin de découvrir certaines informations à propos de faits précis aboutira simplement en résultats inutiles. Bien que vous puissiez focaliser vos énergies à écouter au niveau télépathique, lire les pensées épuise énormément de ressources du point de vue de l'égo humain, et vous n'avez aucune garantie que l'information ne sera pas déformée par certaines défaillances égoïstes qui mènent à une utilisation aussi inappropriée d'une habileté aussi merveilleuse. Il est recommandé de simplement laisser aller cette habileté et de la laisser faire ses merveilles par elle-même pendant que nous gardons notre cœur et notre mental dans un état d'humilité et de compassion.

Technique de JIN

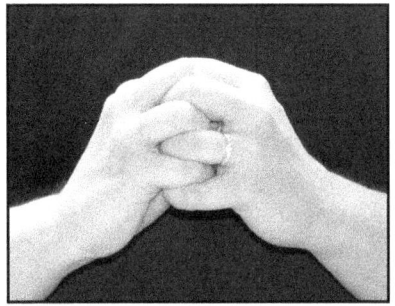 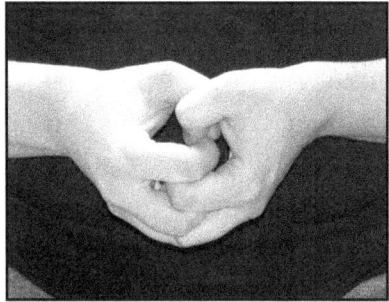

Mudra JIN

Bien que le mudra JIN partage plusieurs similarités avec le mudra KAI, les doigts se touchent à l'intérieur de la main, chaque bout touchant le bout du doigt similaire, de l'autre main. Ce mudra nous aide à prendre contact avec toutes les connexions internes que nous faisons, au niveau du mental, du cœur ainsi que de l'Esprit. C'est le mudra qui permet à tous les niveaux de prendre contact avec tous les autres afin qu'une compréhension globale de toutes les situations puisse être acquise. JIN influence à la fois la compréhension et l'expression du savoir. Ces liens internes mèneront éventuellement à l'expérience de la connaissance sans mots. Le savoir le plus profond est composé de concepts, sans mots et sans étiquettes créés par notre interprétation d'humain.

Ce mudra garde tous les doigts à l'intérieur, établissant des connexions de l'intérieur, ainsi la compréhension de toutes choses. Ce mudra JIN est celui que la plupart des traditions utilisent.

Mantra JIN

JIN signifie *expliquer* ou *démontrer*. Cette technique de Kuji-In est l'endroit de connaissance et de compréhension. C'est là que nous apprenons en expliquant à nous-mêmes, de l'Esprit à l'humain, la connaissance acquise par observation et contemplation intérieure.

On	aganaya	in	maya	sowaka
Om	agnaya	yan	maya	swaha
O	feu d'Agni	fait de	surnaturelle	gloire

Prononcé : Om agnayaa yanmayaa Swaha!

Les Shintos prient Sumiyoshi, un Dieu connu pour son amour de la poésie et du processus de purification. Les bouddhistes prient Sho Kanzeon, qui est un autre nom pour Avalokitesvara, le Bouddha de Compassion.

Plus vous progresserez dans la spiritualité du Kuji-In, plus elle deviendra abstraite. Au fil de vos progrès sur le sentier de l'illumination, chaque chose devient plus claire, pourtant les informations de niveau supérieur proviennent d'au-delà du mental humain. Ainsi, cette connaissance évoluée peut s'installer dans notre mental humain seulement à travers le processus de révélation, et l'intellectualisation standard que nous connaissons devient pratiquement inutile.

Afin de percevoir cette connaissance supérieure, notre mental doit découvrir l'immobilité, au moyen de persévérance et de pratique. Lorsque l'humain rejoint l'Esprit en une seule et même existence, la révélation se produit et la connaissance de l'Univers devient disponible au mental humain, en fonction de sa disponibilité à cette sagesse évoluée. L'Esprit ne se bat jamais contre les désirs de l'humain, même les désirs cachés d'ignorance. Nous sommes ainsi en présence d'un autre défi, soit de se lier d'amitié avec notre égo humain. La révélation ne peut se produire uniquement que si nous avouons que nous ne savons pas. Cela dit, la connaissance révélée tendra à suivre le sujet que nous contemplons. Ainsi, énormément de pratique est requise afin de développer une attitude humble, afin de présenter notre connaissance d'humain à notre Esprit, et laisser l'Esprit l'enrichir ou la rectifier par processus de révélation. Nous devons volontairement donner la permission à notre Esprit de nous transmuter, même au niveau du mental.

Dans notre tradition, Om agnayaa yanmayaa Swaha!
Signifie: O, Feu Divin qui est Surnaturel, Gloire

Il s'agit d'un mantra de transcendance et de transmutation. C'est un appel à la fois à l'humain et à l'Esprit afin qu'ils interviennent dans notre existence. Il fait appel à l'immobilité de notre être humain afin que l'Esprit puisse le pénétrer, et dans le calme de ce bonheur divin, nous nous éveillons à la vérité surnaturelle à propos de nous-mêmes.

Agni est le Dieu du Feu dans la religion indoue, et est le mot Sanskrit utilisé pour nommer toutes sortes de feux spirituels ou divins. Il ne s'agit pas d'un feu qui doit être allumé avant d'exister. C'est une flamme spirituelle éternelle née du premier acte de création. Elle est feu, pourtant peut demeurer immobile, apparemment dénuée de mouvement simplement parce que son niveau vibratoire est trop élevé pour que nous puissions en remarquer l'activité agissant sur nous. C'est un feu fait de conscience qui opère une transmutation sur tout ce qu'il touche. Dès qu'il circule à l'intérieur, il imprègne chaque mot prononcé avec ses propriétés de transmutation, donnant la vie, soulageant les cœurs, amenant la guérison et transmettant l'expérience consciente plutôt que la connaissance intellectuelle stérile.

Révélation

Dans les prochains chapitres, vous découvrirez de l'information que vous pourrez contempler et ainsi apprendre de votre Esprit. La véritable connaissance viendra de révélations progressives, et cette connaissance sera moins facile à communiquer à vos collègues humains puisqu'elle requiert une disponibilité qui ne se développe qu'après des années de pratiques régulières au Kuji-In.

Prenez le temps de développer vos habiletés. Pratiquez aussi souvent que vous le pouvez. Ne vous tracassez pas avec des questions lorsque vous êtes concernés par les mystères de l'Esprit. Ne vous fiez pas autant à la connaissance que vous pouvez acquérir par des moyens humains, puisque vous êtes maintenant sur le terrain de l'Esprit, et que la connaissance nouvelle en ces endroits ne peut être acquise que par des moyens spirituels.

La patience et la détermination mèneront au succès. L'humilité mènera à une connaissance plus grande des mécanismes de l'univers. L'Esprit se trouve au-delà des mots. Ainsi, les révélations apparaîtront sans mots, et vous découvrirez alors la vérité.

Retsu
Conscience de Retsu

Nous nous trouvons présentement en transit entre les dimensions. L'espace et le temps ne sont que des définitions que nous avons placées sur les masques de notre propre perception. De l'Esprit à l'humain, et de l'humain à l'Esprit, il n'existe pas d'étiquette, de nom, de différence, bref, rien qui pourrait définir quoi que ce soit de manière à compartimenter, à diviser en niveaux, etc. Pourtant, lorsque notre mental devient conscient de ces dimensions, nous attacherons naturellement des images, sons et sentiments sur l'expérience afin de pouvoir intégrer la nouvelle information avec notre mental humain. Il s'agit là d'une bonne façon d'interpréter les mécanismes de l'univers, tant et aussi longtemps que nous gardons à l'esprit qu'il ne s'agit que de nos pensées et que celles-ci demeurent des interprétations. Chaque interprétation peut différer de l'expérience d'une personne à celle d'une autre, pourtant nous y retrouvons toujours des similarités puisqu'il s'agit du même univers, observé de points de vue différents, de manières différentes.

RESTSU est l'endroit où nous transmutons les limites de la perception. C'est l'endroit où de longues heures cessent d'être épuisantes, et les moments trop courts ne semblent plus aussi éphémères. C'est de ce point de vue que vous vous souviendrez éventuellement de votre immortalité et éternité en tant qu'Esprit. À partir de ce moment, le temps tel qu'humainement défini devient d'une importance moindre, mais vous devez toujours vous souvenir de vos responsabilités face à l'horaire humain. Le même genre de changement se produit avec votre perception de l'espace. Les concepts de trop grand ou trop petit s'effacent, menant à l'appréciation pure, peu importe le format. Dès que vous vous souvenez de votre intégrité totale en tant qu'esprit, l'éternité et la grandeur de votre existence, toutes les mesures humaines perdent de leur importance.

Cette nouvelle perception est un outil de grande puissance puisqu'elle libère l'emprise que l'égo humain exerce sur la perception. Pourtant, c'est l'endroit où votre égo spirituel saisira toutes les opportunités de diminuer la valeur de l'expérience humaine. Eh oui, nous pourrions dire que nous avons un égo spirituel. En fait, l'égo humain et spirituel ne sont que l'égo vu de point de vue différent. L'égo est toutefois présent et tente de limiter l'expansion de notre conscience, et il sait pertinemment que vous étendrez votre conscience par le biais de votre expérience humaine.

Demeurez responsable des mesures de temps et d'espace humainement établies, sans les laisser limiter votre expérience de la vie. Vous vous souviendrez de qui vous êtes une fois que vous deviendrez, en tant qu'Esprit, pleinement incarné dans votre temple humain.

Technique de Retsu

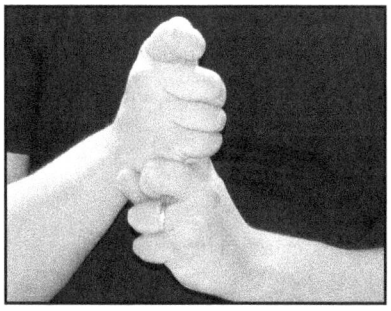 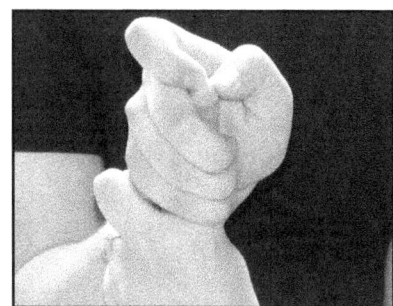

Mudra Retsu

Dans ce mudra, l'index de la main humaine propulse son affirmation de la vie dans le canal de la main spirituelle afin de finalement entrer en contact avec l'expression et la conscience spirituelle, l'index et le pouce spirituel. Pour certains, il s'agit d'une référence à l'élévation de kundalini, qui est la puissance de la vie qui réside dans le chakra de base, et qui remonte le long de la colonne vertébrale une fois éveillée. Pour d'autres, il s'agit de l'élévation du mental afin d'entrer en communion avec notre être Supérieur. Nous pourrions voir cela comme une représentation de l'humain qui traverse toutes les dimensions spirituelles afin de parvenir à l'illumination. Je me plais personnellement à croire qu'il s'agit en fait de toutes ces interprétations, et bien d'avantage.

D'un point de vu des éléments, le mental humain, représenté par le doigt de l'air (index) de la main gauche et enveloppé par toutes les dimensions de l'Esprit, communie avec le néant spirituel ainsi que l'élément de l'air, conscience dépourvue de mots d'une vérité absolue.

Mantra Retsu

Retsu signifie *division* ou *séparation*. La première chose qui pourrait être perçue comme étant en train de se séparer, dans la création, est l'apparition du concept de dimension. Retsu correspond à l'univers multidimensionnel dans lequel nous vivons. Cette technique est un lien entre ces dimensions, et peut être utilisée afin de les joindre, établissant une relation avec plusieurs dimensions à la fois.

On	I ro ta	ki	cha no ga	ji ba	tai	sowaka
Om	jyota	hi	chandoga	jiva	tay	swaha
O	lumière / brillance	pour	chanter	la vie	flot	gloire

Prononcé: Om jyotha chandoga jiva tay Swaha!

Notez le changement de prononciation de jyota à jyoti lorsque lié à hi. Il s'agit là d'un des aspects complexe du Sanskrit.

Les Shintos prient Nifu Daimyojin, connu en tant que Divinité de la Vie Rouge. Ils font référence à l'énergie rouge de la vie qui ne peut être éteinte et qui nous garde en vie plus longtemps. Les bouddhistes prient Amida Nyorai, our encore Amithabha Buddha, la Longue Vie Lumière, encore une fois en faisant référence à l'éternité de notre existence, ou à l'extension de notre espérance de vie.

Le chant dont il est fait mention ici est une manière de décrire la vibration du son. La lumière que nous invoquons ici est celle qui aidera notre flot vital à vibrer encore plus fort. Notre flot vital est ce qui lie notre Esprit à notre incarnation humaine. C'est le flot de lumière divine qui traverse toutes les dimensions et niveaux d'expérience depuis l'Esprit jusqu'au corps humain. Ainsi, avec ce mantra nous invoquons la Lumière Divine qui fait vibrer notre flot vital.

Dans notre tradition: Om jyotihi chandoga jiva tay Swaha!
Signifie: O, Lumière qui fait vibrer notre Flot Vital, Gloire

ZAI
Conscience de ZAI

Nous sommes les créateurs de tout ce que nous expérimentons. Nous sommes les maîtres de notre vie. Lorsque l'Esprit descend des cieux et pénètre les royaumes humains, nous imprégnons la Lumière de la Création avec les corruptions et bénédictions de notre condition humaine, menant à la manifestation de tout ce que nous avons expérimenté.

À tous les niveaux, purifiez-vous, transmutez-vous, rectifiez-vous afin de devenir un temple pur de lumière et de pouvoir. Au fil de vos progrès sur le chemin, concentrez-vous sur ce qui est simple, joyeux et merveilleux de votre expérience humaine, afin de l'encourager et de progressivement vous libérer de votre prison de jugement et de tristesse. Souriez simplement et soyez heureux de votre vie. Faites tout en votre pouvoir afin d'embellir votre vie. Là est votre responsabilité, et vous détenez les outils pour conserver votre foi en votre succès.

Si vous désirez quelque chose de précis, prenez garde à la manière dont vous énoncerez votre désir. Par exemple, supposons que vous soyez blessé et souhaitiez guérir. Si votre accent mental se porte sur « Je guéris mes blessures », vous manifesterez bien des blessures afin que vous puissiez les guérir. Si vous souhaitez avoir suffisamment d'argent pour payer vos factures et focalisez vos pensées sur « Je paie toutes mes factures », vous vous manifesterez tout un tas de factures, afin que vous puissiez les payer.

Si vous souhaitez guérir, concentrez-vous sur « Je suis guéri » et visualisez-vous en santé. Si vous souhaitez beaucoup d'argent, concentrez vos pensées sur le fait que « J'ai beaucoup d'argent », et ne jugez pas ce sur quoi vous vous concentrez. Souvent, l'obstacle principal à une manifestation est le jugement que nous imposons contre l'élément sur lequel nous focalisons. Si vous répétez sans cesse que l'argent est sale et qu'il est utilisé pour créer la guerre, vous serez moins efficace à le manifester, puisque vous désirez également la paix. Soyez certain d'aimer ce que vous souhaitez manifester. Transformez-vous et libérez-vous de tout jugement avant d'opérer quelque processus de manifestation que ce soit.

Je ne donnerai pas de rituel précis de manifestation pour l'instant. Il est préférable que vous improvisiez vous-même tout en gardant les règles de base en tête, plutôt que de suivre un rituel précis de manifestation. Lorsque tout sera clair dans votre esprit, et que votre affirmation de manifestation sera réduite à sa plus simple expression, combinez tous les outils que vous avez appris jusqu'à maintenant, et invoquez la manifestation. Étendez vos deux mains vers le haut et invoquez votre propre présence en tant qu'Esprit, afin de se manifester dans votre expérience humaine, pendant que vous abaissez vos mains pour que la lumière créatrice pénètre dans la terre, et dans le monde qui vous entoure. Soyez créatif, dites des mots qui sont simples et puissants. Énoncez votre désir à voix haute (si possible), ressentez ce que vous désirez, visualisez-le, créez-le, tout en prenant contact avec les hautes sphères de la Lumière Divine, en la ramenant vers le monde déjà existant.

Souvenez-vous que ZAI comme tel n'est pas un rituel de manifestation, mais une technique qui augmentera vos habiletés créatrices. Après de longs moments à pratiquer ZAI, votre pouvoir de manifestation deviendra plus apparent et plus efficace, mais dès les premiers instants, vous pourriez ressentir le pouvoir de création circuler à travers vous. Il faudra peut-être du temps pour manifester vos désirs, mais ils se manifesteront si vous utilisez également vos outils humains afin de rendre vos désirs possibles.

Si vous souhaitez manifester l'Amour dans votre vie, mais que vous ne faites rien pour rencontrer des gens, vous manifesterez peut-être alors un grand Amour de vous pour vous-même. Si vous désirez un(e) partenaire, allez sur le terrain et trouvez-le(la), le tout assisté par l'application sporadique de votre rituel de manifestation. Ensuite, ne jugez pas ce que la vie vous apportera, mais acceptez-le comme une nouvelle leçon.

Technique Zai

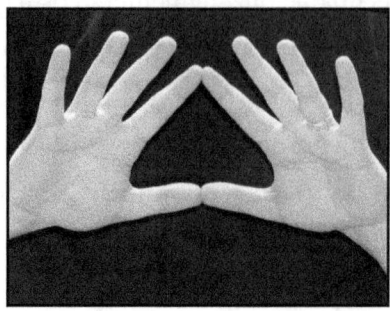

Mudra ZAI

C'est le mudra de la création et de la créativité. Les index de l'affirmation et les pouces de la conscience se joignent de concert avec chacun des autres niveaux de notre expérience, la sensibilité et le lien vers la terre en extension dans chacune des dimensions, de manière à manifester la lumière créatrice qui provient du monde spirituel.

Dans certaines traditions, le mudra est fait en formant un cercle avec les index et les pouces, symbolisant le soleil, créateur de toutes choses. Dans d'autres traditions, les index et les pouces forment un triangle pointant vers le haut, représentant l'élévation du mental en méditation. Dans tous les cas, tous les autres doigts sont en extension, symbolisant ainsi le phénomène de manifestation à tous les niveaux. C'est l'index (air) et le pouce (néant) qui provoquent la manifestation, alors que le majeur (feu), l'annulaire (eau) et l'auriculaire (terre) qui influencent l'énergie de ces éléments afin d'opérer la manifestation.

Mantra ZAI

ZAI signifie *exister* ou *localisé* quelque part. Il indique parfois un concept ressemblant à quelque chose se trouvant dans les royaumes externes. Du point de vue de l'Esprit, exister à l'extérieur fait référence au concept de manifestation en dimension, ainsi, au phénomène de création.

On	chi ri chi	I ba	ro to ya	sowaka
Om	sRj	iva	Rtaya	swaha
O	créer	de manière	la bonne façon	gloire

Prononcé: Om srija iva ritaya Swaha!

Le premier mot « sRj » est prononcé « chi-ri-j », où le R est suivi d'un « i » presque muet. Le R dans Rtaya est également suivi d'un « i » presque muet et sonne un peu comme « Ri-taya ». Encore une fois, nous vous encourageons à trouver des enregistrements audio de ces mantras.

Ici, les Shintos prient la divinité solaire Nitten Shi. Le soleil est le symbole de la création dans plusieurs traditions. Les bouddhistes prieront Miroku Mosatsu, ou Maitreya Buddha, qui est le Bouddha de l'Avenir. Nous pointons donc vers le concept des choses à venir, ou à devenir, faisant une fois de plus référence à la création future.

Dans notre tradition: Om srija iva ritaya Swaha!
Signifie: O, Créer Parfaitement, Gloire

Pratiquer ce niveau de Kuji-In augmentera votre capacité à créer, qui est en fait votre disponibilité à laisser votre Esprit modeler votre expérience humaine en fonction de ce sur quoi vous portez votre attention, dans votre cœur et dans votre esprit.

ZEN
Conscience de ZEN

L'humain et l'Esprit sont toujours en contact. En fait, ils sont la même entité, perçue de différents points de vue. Tout ce que vous êtes, dans chacun des aspects, n'est qu'un seul être évoluant à travers plusieurs dimensions et expériences, simultanément.

Vote corps, votre Esprit et votre Cœur ne sont qu'un seul et même être, pur et vibrant à plusieurs fréquences à la fois, mais jamais séparé par quelque dimension que ce soit. Les dimensions ne sont que des étiquettes utilisées par notre mental humain afin de catégoriser les différents niveaux de perception, les multiples points de vue. Rien ne nous sépare de quelque façon que ce soit. Nous sommes entiers, complets et parfaits. Il ne nous reste qu'à nous souvenir de cette vérité.

Le Kuji-In, dans l'approche transformationnelle, vous assistera dans votre évolution, depuis la résolution de vos conflits jusqu'à l'élévation de votre perception. Il vous aidera à vous libérer de vos peurs, de vos doutes, de votre honte et de votre colère. Il vous aidera à vous souvenir de qui vous êtes et à ramener ce souvenir sous la lumière, avec la conscience que vous n'êtes qu'un avec vous-même.

Technique de ZEN

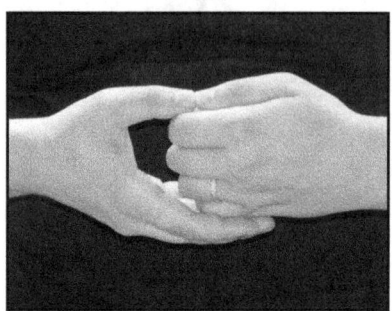

Mudra ZEN

Dans ce mudra, l'humain s'abandonne totalement à l'Esprit. Le seul aspect de la main humaine qui demeure actif est le pouce de la conscience afin qu'il puisse toucher la conscience de l'Esprit. Cela mis à part, la main gauche repose sur le lit préparé par l'Esprit. La main de l'Esprit reçoit la main humaine afin qu'elle puisse en prendre soin. Il s'agit du mudra connu sous le nom de Sceau d'Or dans certaines traditions bouddhistes chinoises.

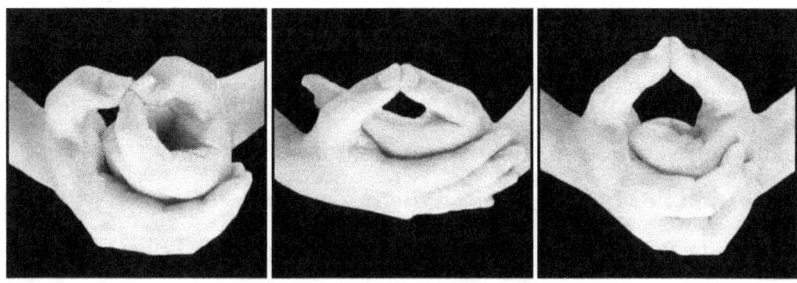

Certaines traditions placent les doigts de la main droite devant la main gauche, la dissimulant, et l'index gauche touchant également le bout du pouce droit. Cette variation du mudra est surtout utilisée par les artistes martiaux lors de l'invocation de Marishi-Ten afin de nous protéger ou de nous dissimuler face à nos ennemis. Voici quelques autres variantes du mudra ZEN (ci-dessus).

Mantra ZEN

ZEN signifie *devant* ou *avant*, en référence au concept de l'évidence. Il faut la paix d'esprit pour percevoir l'essence même de la réalité, pourtant évidente, dans un monde rempli de fantaisie, de rêves et de peurs.

Jap. Knj:	On	a ra ba	sha no-o	sowaka
Sanskrit:	Om	arapa	cana	dhi
	O	intact	malgré	onction

Prononcé: Om arapachana dhi

Ce mantra est associé à ce que les bouddhistes appellent le mantra Manjusri Bodhisatwa, aussi connu comme l'invocation de la perfection. Le « ca » se prononce « tcha/tsha » avec un « t » presque silencieux. Les japonais on remplacé le « dhi » par « sowaka ».

On dit qu'elle dissimule, voire rend invisible, la divinité Marishi-Ten priée par les Shintos est le gardien des guerriers. Les bouddhistes prient Monju Bosatsu ou Manjushri Bodhisattva, le Bouddha de la Sagesse.

En fait, la dissimulation engendrée par l'illusion qui cache la vérité, a été enlevée, pendant que nous utilisons l'invocation de la perfection au point où nos yeux humains peuvent se fermer suffisamment, permettant ainsi à nos yeux spirituels de percevoir la réalité telle qu'elle est.

Ce phénomène augmente considérablement le taux vibratoire, qui rend ensuite plus difficile l'existence d'une telle présence divine en ce monde aux yeux du mental humain actif. Ainsi, sans nous faire réellement disparaître, il se peut que certaines personnes ne remarquent pas votre présence alors que vous devriez leur sembler bien visible.

Ce mantra ne peut pas avoir de signification réelle, ainsi, nous n'en avons pas inventé une pour notre tradition. Nous enseignons que ce mantra n'a pas été créé afin d'être compris, mais simplement être prononcé consciemment, afin d'éveiller la présence de l'Esprit dans notre monde humain.

Méditez autant que vous le pouvez. Prenez votre temps pour oublier votre être humain afin de pouvoir apprendre à connaître votre être spirituel. Laissez les révélations de la vérité se produire, et ne soyez jamais trop impatient de partager vos découvertes avec autrui, qui ne comprendraient pas, de toute façon, la majorité de ce que vous leur raconteriez. Cette technique est pour vous, afin que vous la découvriez et que vous l'utilisiez. Ici commence le véritable chemin.

Conclusion
Là où commence le chemin

Ici commence le véritable chemin du maître. Ici seront mises en pratique les applications. À partir de maintenant, vous avez les outils pour découvrir la sagesse profonde, cachée par un certain nombre de sceaux, de mots et d'images. Vous deviendrez le maître de cette technique lorsque vous vous laisserez toucher par votre Esprit.

Jusqu'à ce moment, vous recevez encore les trésors de vos pratiques. Vous avez appris (RIN) à vous faire confiance, même à avoir foi en vous, puisque (KYO) vous êtes responsable (TOH) d'harmonieusement (SHA) canaliser le pouvoir, (KAI) élevé dans la compassion (JIN) pour votre plus grande compréhension, (RETSU) afin qu'en fusionnant avec votre Esprit, (ZAI) vous puissiez créer pour vous-même (ZEN) une vie parfaite.

Je prie le même Dieu que vous priez afin que vous soyez béni de sa présence divine. Puissiez-vous trouver en vous-même la vérité en tant qu'Esprit. Puissiez-vous réaliser votre plein potentiel. Puissiez-vous vous souvenir de qui vous êtes, et délivré de toute illusion, puissiez-vous trouver la paix.

François Lépine

Celui qui cherche la maîtrise du Kuji-In peut désirer poursuivre son implication en enseignant le Kuji-In de l'Approche Transformationnelle à quiconque la recherche également. La certification en Kuji-In de l'Approche Transformationnelle est disponible au http://www.kujiin.com

Plus d'informations au http://www.kujiin.com

www.ingramcontent.com/pod-product-compliance
Lightning Source LLC
Chambersburg PA
CBHW052134300426
44116CB00010B/1894